名老中医方药心得丛书

单镇中药学术思想精粹

主　编　赵建平

副主编　冯振宇　赵　文　曹学东　郝志英

编　委　（按姓氏笔画排序）

王凤兰　王宏红　李　凤　李亚冬

连妍超　张文静　张　宁　张瑞学

徐　娟

科学出版社

北京

内 容 简 介

　　本书是系统论述山西名老中医单镇教授中药学术思想的专著。第一章主要介绍了单老多年实践得来的中药炮制经验以及临床诊疗与个人养生心得;第二章主要介绍了各类中药的多种炮制品的实践应用。最后一部分主要适用于中药材验收,验收经验简单实用,中医药爱好者们也可在日常生活中学习应用。附录对第二章中常用中药之不同炮制品功效作了梳理比较,更为直观地体现了中药炮制与临床应用的紧密关系。

　　本书适用于广大中医药工作者参考阅读。

图书在版编目(CIP)数据

单镇中药学术思想精粹/赵建平主编. --北京:科学出版社,2017.3
(名老中医方药心得丛书)
ISBN 978-7-03-052300-6

Ⅰ.单… Ⅱ.赵… Ⅲ.中药学-临床药学-经验-中国-现代 Ⅳ.R285.6

中国版本图书馆CIP数据核字(2017)第054291号

责任编辑:鲍 燕/责任校对:赵桂芬
责任印制:徐晓晨/封面设计:陈 敬

科 学 出 版 社 出版
北京东黄城根北街 16 号
邮政编码:100717
http://www.sciencep.com

北京厚诚则铭印刷科技有限公司 印刷
科学出版社发行　各地新华书店经销

*

2017年3月第 一 版　开本:787×1092 1/16
2017年4月第二次印刷　印张:10
字数:237 000

定价:58.00 元
(如有印装质量问题,我社负责调换)

前　　言

中药炮制是中医长期临床用药经验的总结，中药炮制工艺是否合理，方法是否恰当，都会直接影响临床疗效。它直接为中医临床服务，通过修治药物增效减毒，引经直达病所，矫正气味等，以达到更好的综合疗效。历代以来中药炮制的发展多与本草同步，进入 20 世纪后，随着现代科学的渗入，中药炮制经验的整理、炮制原理的探究、质量标准的制定等新的研究方向逐渐走向前台。而不断加快的中药炮制机械化进程又带来了传统炮制工艺与机械化大生产的协调与结合。如何继承整理、去粗取精、去伪存真并继承发扬传统炮制经验，进一步完善基础研究是我们需要不断孜孜以求的。

近年来随着中药野生资源的减少，中药材价格持续上涨，伪劣药品更是有抬头之势。一些药材市场出售的饮片不依法炮制，人为掺假增重，直接影响饮片质量与临床疗效。经验鉴别具有准确快速的特点，更易较快的领会用于实践，故而本书更多收录经验鉴别与验收注意的内容。

药物剂型通过影响药物的吸收、分布、代谢、排泄，保证其安全性与有效性。药物制剂在中药工业生产与医疗卫生实践中占有极其重要的地位。中药现代化的主要途径与标志是药物现代化制剂，只有不断完善基础研究才能不断提高制剂现代化水平，使质量控制标准化，加快中医药现代化进程。

单镇，主任中药师，全国名老中医。从事中药专业研究 60 余年，学术造诣深厚。本书将单老多年实践经验整理成册，希望能够为中医药知识普及和中医药事业发展略尽绵薄之力。

编者
2017 年 1 月

目　　录

第一章 学术经验

第一节 炮制经验

一、"三看"经验

"三看"是中药人员判断水制、火制、水火共制过程中炮制程度的检测手段，包括"看水头"、"看火候"、"看色气"，以此控制和鉴别中药材炮制品的质量。例如："看水头"是中药材切制前用水淋、浸、泡、润等处理，药剂员凭用手握、捏、牙咬等方法判断中药材吃水量的大小。看火候，有文火、中火、武火之分，炒黄不能焦化，炒焦不能炭化，炒炭不能灰化，"存性"的要求。正所谓"制药贵在适中，不及则功效难求，太过则气味反失"，现分述如下。

（一）看水头（看水性）

看水头，是中药材切制饮片前用水、汽或其他液体辅料（如酒、醋、药汁）对药材进行洗、淋、泡、浸、润等适当处理，使之净洁软化，便于切成各类型的片、咀、段等。同时也是药工人员掌握药材吃水量、大小的检验手段。

从传统经验来说，中药材是以形、色、气、味作为鉴定饮片质量的好与坏的标准。若某种药材炮制成饮片后，与其固有色气不同，就意味着这种药材提润水头失宜。例如，白芍，色白质坚实，经过切制成饮片后，应形整、片平、色白、质坚实、气微香等。若在浸泡中伤水或引起发酵、起滑、霉变等，切片后就会片形不均、卷边、起粉、白色变为浅粉红色，气微酸。此种外观形色气味的变化，实质是内在质量的改变，是水头掌握失当所致。

中药材来源复杂，品种繁多，不仅性味功能有别，而且药用部位、形状、质地、规格及干湿程度等都有差异。加之地区习惯、季节、气候有寒热之分，水温有高低之别。因此，必须因药、因时采取合理的软化措施。除以久泡去毒性的药材外，一般常采用冷浸软化和热汽化两种方法。

1. 冷浸软化

大多数中药材可采用此法软化。根据药材质地不同，常选用下列方法软化：

（1）水泡软化法：系将药材置水池、陶缸或其他容器内，加入适量清水，没过药材五寸左右，使水渗入药材组织内部，至全部润透或浸泡五至七成透时捞出"凉干"再行堆润，使水分渗入内部，至内外湿度一致时，即可进行切片。此法多用于个体粗大、质地坚硬的根、根茎、藤本类药材，如何首乌、白芍、白术、苏木、木香等。

浸泡法注意事项：

浸泡软化时装量不宜过多、过紧，以免药材吸水后体积膨胀，增加容器壁的压力而引起裂损。

　　适时换水，以防药材发霉变质而伤水影响饮片质量。例如，苍术伤水生筋，白术伤水无肉气，白芍和枳实伤水重量减轻，郁金、桂枝伤水脱圈，切片易掉边等。

　　浸泡软化用水量较大，浸泡时间较长，易使药材的水溶性成分流失，影响饮片质量。

　　对含粉性大的药材，如天花粉、山药、粉防己等，捞出后应及时进行切片和干燥，否则易反热发黏变色影响质量。

　　（2）水湿软化，根据药材吸水性的情况，可选用下列方法软化：

　　洗润法：药料经水洗净后，稍摊晾至外皮微干并呈潮软状态时即可进行切片。此法适用于一般吸水性较强的药材，如紫草、冬瓜皮、瓜蒌皮、萱草根等。

　　淋润法：将成捆的原药材，用水喷淋后经堆润或微润后，使水分渗入药材组织内部，至内外湿度一致时进行切制，此法适用于全草、叶类、果皮等药材，如茵陈、枇杷叶、陈皮等组织疏松及水性较好的药材。有的全草类以淋水浸润为宜，尤其矮小的草类，如紫花地丁、落得打、蒲公英等。淋润时应注意防止返热、烂叶。每日软化药材量，以当日切完为宜。

　　浸润法：系将药材置于水池微浸，洗净捞出，堆润或摊润至六七成透时，摊晾至微干时，随即再行堆润，上覆盖苫布等物，润至内外湿度一致时，即可进行切制。此法适用于根、根茎类药材，如桔梗、党参、知母、当归等。含纤维丰富的桑白皮、黄芪、葛根等药材，用水处理过程中要掌握本身性质、控制水分渗入量，既使药材润透，又不至于切成连刀片。考虑到纤维药材水分多不易切断，水分少了既伤刀又易碎，所以将药材润透后，必须摊晾至外干内软的程度时切片。

　　（3）冷水软化：由于水对药材渗透作用与水温、气候变化有密切关系，一般春秋两季较易掌握，而冬季气温低，水润时间宜长些，夏季气温高，水润时间宜短些，并注意防止发生霉败，传统经验是"水尽药透"，以免水溶性成分流失。

　　2. 热气软化

　　热气软化一般指蒸、煮、焯的软化法，是将药材经热水焯和蒸汽蒸煮等处理，使水或蒸汽渗透到药材组织内部，加速软化，再行切片。此法适用于有效成分耐热的药材，如三棱。采用热水软化可克服冷水处理的霉变现象，如黄芩、杏仁等，并可使药材中的酶受热失去活性，保存有效成分，比如黄芩。其他如鹿茸、玄参、木瓜等亦可采用此法软化。

　　中药材通过传统经验"看水头"也称看水性来衡量水处理的软化程度，一般检测方法有以下几种：

　　弯曲法：亦称折断法，适用于长条形药材，要求将润好的药材握在手中，大拇指向外推，其余四指向内握，不宜折断为合格，如山药、白芍、木香。

　　指掐法：适用于团块状药材，润至以手指甲掐入体表为合格，如白术等。

　　穿刺法：适用于粗大块状药材，润至用铁钎能穿透无硬心为合格，如大黄。

　　手捏法：适用于根和根茎类药材。粗细悬殊较大的药材，以手握粗的一端，感觉柔软为合格。如羌活、独活、天花粉。对块根、菌类、果实药材，如延胡索、白及、雷丸等，用手捏压无吱吱响声或无坚硬感为合格。皮类药材以手捏无硬感或卷筒展开为合格，如杜仲、秦皮、海桐皮等。有的还用牙咬和口尝法，药材以牙咬无印为合格，口尝多系含毒性成分药材如乌头、半夏、南星水泡后，口尝舌微有麻辣感为合格。

（二）看　火　候

火候是中药炮制的核心基础。从本草的历史考证，"火"指中药炮制中火的运用，分为微火、文火、中火、武火；"候"指中药炮制过程中，一切内外变化特征（如颜色、形状、气味、颜色、声音等）或附加判别特征（如滴水、糊纸、辅料变化等）。"火"与"候"两者有直接的内在联系，是不可分的整体。"火"与"候"前后呼应谓之"火候"。

《五十二病方》中记载了"炒"、"炮"、"燔"等数种炮制方法，均要求"看火候"。例如，炒法要求炒炭时，第一不要灰化要存性；第二药材受热要均匀；第三要发出固有的香味。

现代专家学者在炮制著作中也明确指出，药材炮制时应严格控制温度。如炒黄多用文火，温度在 140～150℃，时间在 15～20 分钟，以饮片表面挂火色为度；炒焦、炒炭多用武火，特别是炒炭时要控制"火候"，防止药材受高热而灰化，即"存性"，一般温度在 200～300℃，时间约 35～40 分钟。

炒炭传统经验还有看烟气。一般烟气出现顺序为：烟气—白烟—黄烟—黄浓烟—青烟，应控制在黄烟后，黄浓烟前即可，青烟则为过火。麸炒、米炒多用中火；砂炒（烫）用武火，温度约在 240～300℃。如砂烫穿山甲温度在 260～280℃；鳖甲 280～300℃时投药为宜，温度过高易烫焦，过低则不易鼓起或僵化。有人从火候角度进行阿胶的炮制试验，初步结论蛤粉炒阿胶的"火候"以文火加热，温度 120～130℃，时间 10～15 分钟，炮制品可达到圆珠大、断面蜂窝状、质酥、无塘心的传统经验炮制要求。炙药多用文火，如蜜炙、酒炙、醋炙、盐炙等。燀、蒸、煮多用文、武火。某单位对煅制血余炭的研究表明温度在 350℃时炮制品止血作用最强，如在 300℃以下炮制，其煎剂则表现中枢兴奋作用。

明代陈嘉谟在《本草蒙筌》中说："凡药制造，贵在适中，不及则功效难求，太过则气味反失"；清代张仲岩在《修事指南》中也指出"炮制不明，药性不确，则汤方无准，而病证无验也"。综上所述，掌握"火候"是中药炮制时防止太过和不及的关键，也是炮制品质量好坏的关键，更是保证临床疗效的关键。

（三）看　色　气

看色气是中药材经过加工炮制后，判断和识别饮片质量好坏的检测方法，色正说明炮制的饮片合格。

比如炒药要求清炒用文火，炒至规定的程度；炒焦者一般用武火，炒至表面呈褐色，断面变深为度；炒炭用武火，炒至表面焦黑色，内部焦黄色或色变深为度；炙药，一般用文火，如蜜炙甘草、黄芪，取炼蜜加适量开水稀释，加入净药材拌匀、焖润，用文火炒至饮片呈金黄色、有光泽，折断面能发出酥脆的响声，用手握之成团松手即散不黏手，并有特异蜜味。

又如黄芩以"色黄为佳"。其有效成分黄芩苷可被黄芩中的酶水解而变为绿色。故而黄芩以沸水潵后软化切片，以破坏黄芩酶的活性，保护有效成分。

二、炮制心得三则

笔者根据自己多年的炮制经验，总结了黄芩、杜仲、杏仁、斑蝥的炮制心得如下。

1. 黄芩蒸或煮后切薄片

黄芩全国各地炮制方法不一。传统炮制方法有：黄芩片、酒黄芩、黄芩炭等。我的心得是蒸或煮后切薄片质佳。黄芩取原药材，除去杂质，筛去泥土，置沸水中煮10分钟或蒸30分钟，取出焖透，趁热切薄片，及时干燥，以色黄为佳。

2. 炒杜仲炭明火断丝

杜仲为补肾安胎要药，生用偏于益肝舒筋，多用于头目眩晕，阴下湿痒等。炮制品多盐炒，可直走下焦增强补肝肾的作用，多用于肾虚腰痛、阳痿滑精、胎元不固等。历来炮制方法较多，各省市地区不一，有酒炙、蜜炙、盐炙、炒炭等。杜仲，取原药材，刮去粗皮，洗净，用热水润适，切丝或块，干燥。盐杜仲，取杜仲丝或块，加盐水拌匀，润湿，用中火或武火炒至黑色，丝断时取出，放凉。炒杜仲炭用武火、明火断丝，质量高。现代研究证明，杜仲含杜仲胶、树脂、鞣质等成分，杜仲胶为一种硬性橡胶，经高温加热后可被破坏，有利于有效成分的溶出。

3. 大枣去核炙斑蝥

由于斑蝥毒性较大，历代文献记载都要经过炮制后方可入药。晋代有炙、炒、烧令烟尽等炮制方法；南北朝刘宋时代有糯米炒、小麻子炒法；宋代又有酒炙炒焦法、麸炒、面炒法、醋煮法、米炒焦法；明清除沿用前世的炮制方法外，又增加了醋煮焙干法、麸炒醋煮法、土炒法等方法。笔者个人心得是以大枣去核炙斑蝥。将大枣去核后把斑蝥塞进大枣中，上锅炒焦，取出放凉，用时研碎，可有效降低毒性，减少刺激性。

三、经 验 歌 诀

1. 切药

饮片切得好，分档别大小，粗细要分条，方法有技巧。药材须纯净，少泡而多润，药透水要尽，关键看水性，质地软或硬，类别细区分，掌握吃水量，全在经验中。饮片有厚薄，功夫在切技，根茎厚薄片，还有块和段，全草切成段，皮类要切丝。黄芩切薄片，开水煮或焯，止血宜用炭，酒炒清上焦。白芍与赤芍，根须皮去掉，水头掌握牢，片薄药效高。黄芪质疏松，水润切厚片，生芪走肌表，蜜炙补益煎。当归切饮片，身尾全细分，补破和有别，酒制活血用。白术质地硬，浸软再加工，炒焦健脾胃，燥湿宜生用。

2. 炒药

中药炒得好，火候很重要，文中和武火，适度掌握牢。饮片要纯净，药性质地明，大小分档次，火候要分清，不及固无功，太过则损性，炒黄不能焦，炒焦不成炭，炒炭要存性，成灰不能用。逢子必要炒，投药都得捣，为的是药效，煎出成分高。王不留行炒，先用水洗好，炒至爆白花，入药奏奇效。大枣先去核，斑蝥其中藏，然后上锅炒，解毒方法良。地榆炒成炭，武火是关键，火星要灭尽，炒技功夫见。蒲黄质轻松，炒炭要下功，一定灭火星，止血效果灵。阿胶炒有术，蛤粉先炒熟，烫至其形鼓，筛粉留胶珠。杜仲要炒炭，明火把丝断，火星全灭掉，质量方过关。鲜姜能发汗，干姜须切片，炮姜切成段，止血要炒炭。麸皮炒白术，首先炒麦麸，炒到白烟冒，白术锅里倒，表面色变深，筛麸凉白术。

3. 炙药

黄柏丝先炒，酒炙走头窍，盐炙趋下焦，利湿固肾腰。延胡索醋炙好，止痛疗效高，先拌醋吸尽,随后上锅炒。乳香和没药,炒至黑烟冒,表面显油亮,醋炙瘀肿消。穿山甲要炮,甲片分大小,油砂炒鼓起,醋淬再晒好。龟板鳖甲泡,烂肉要去掉,砸块油砂炒,醋淬很重要。炼蜜炙甘草,药先上锅炒,然后喷洒蜜,顺序莫颠倒。蜜炙麻黄草,平喘润肺妙,拌蜜要吸尽,然后上锅炒。蜜炙款冬花,拌蜜要润透,适度须把握,炒至不黏手。姜片熬成汁,肉桂切成丝,姜汁炙肉桂,温肾又暖脾。淫羊藿要炙,羊脂炼成汁,藿叶拌汁炒,壮阳功效奇。

4. 蒸药

乌头毒性大,炮制用胆巴,去毒制附片,回阳疗效佳。川乌和草乌,两药都有毒,生品不能用,制品长时煮。九蒸生大黄,蒸晒功夫忙,最善清血热,泻火又润肠。珍珠去污垢,豆腐同锅煮,研磨成细粉,丸散或外敷。

5. 焯药

杏仁有小毒,须用开水焯,搓后皮易去,解毒又增效。

6. 煅药

煅矾不能搅,火候掌握好,酥脆蜂窝状,美观质量高。人发扣锅煅,中间不能看,一次要煅透,火力要足够,白米或纸验,火候自可见。

7. 制霜

巴豆有大毒,去油榨成霜,峻药宜轻投,逐水消肿胀。

8. 复制

明矾制半夏,反复用水发,毒去舌微麻,止咳化痰佳。

第二节 临床诊疗经验

一、药性体会

1. 麻黄

麻黄归肺、膀胱经。本品味辛发散,性温散寒,轻清上浮,直达肌表。长于宣肺气、开腠理、透毛窍、散风寒。以发汗平喘为主效,兼可利尿消肿。生品以发汗解表,利水消肿为主;蜜炙后味甘、微苦,性温偏润,辛散发汗作用缓和,增强止咳平喘的功效,以宣肺平喘止咳为主。

2. 桂枝

桂枝归肺、心、膀胱经。辛散温通,能表能里。外可解表散寒,调和营卫;内能温经通阳,祛寒除湿。并兼入血分,流通气血,且多用于虚寒证。为治疗风寒感冒、风寒湿痹、胸痹、痰饮、水肿、蓄水、心悸、腹痛、痛经、血寒经闭等证之常用药。生用以散寒解表为主,炒用以温中补虚为主。

3. 紫苏

紫苏归肺、脾经。单用其叶名苏叶,长于解表;单用其梗名苏梗,长于理气。茎、叶并用名为紫苏。本品辛温芳香,能表能里。既可走表以宣肺散寒,又可入里走气分以理气宽中。故可治疗外感风寒而兼见肺气郁遏之恶寒、发热、鼻塞、咳嗽、胸闷,以及胃气不和之呕吐、呃逆等证;还常用治脾胃气滞而致的胎动不安。对食鱼蟹中毒引起的吐泻、腹痛常配生姜煎汤服之。不宜久煎,发表散寒宜用紫苏叶,体虚之人及妇妇气滞者,宜用紫苏梗。

4. 荆芥

荆芥归肺、肝经。长于辛散疏风，其性平和，风寒、风热皆可应用。其是感冒所致之头痛、目赤、咽喉肿痛，麻疹、荨麻疹、疮肿初起的常用药。常与辛凉解表药或清热解毒药配合应用。止血须炒炭用，单用荆芥之穗名荆芥穗，其功尤胜。

5. 防风

防风归脾、肝、膀胱经。本品味辛，主升发行散，为治风通用之药。其质地柔润，药力缓和，是优良的祛风止痛药物，既解表又祛风湿。其发表而不伤阴，故有"风药中润剂"之称，无论风寒、风热，皆可配用。临床常用治外感风邪之头痛、身痛、风疹瘙痒，及风寒湿痹、四肢挛急等证。又治头风、腹痛、腹泻。治疗破伤风，常配用天南星，如玉真散。生品以祛风解表为主，炒后味甘，微涩，以止血止泻为主。

6. 羌活

羌活归肾、膀胱经。本品温燥气香，尤善治表。发汗、退热之力颇强，长于散风寒、祛风湿、止疼痛。对外感风寒表实无汗，伴头身疼痛者用之最宜。其为太阳经头痛及上肢风、寒、湿等痹痛首选之味。对中风偏瘫之证，用之有通经活络作用。另外，本品气味浓烈，用量过多易致呕吐。

7. 细辛

细辛归肺、心、肾经。其性辛温性烈，善升散走窜。既能散寒解表，又能温化寒饮而托里寒外出，故为治疗少阴伤寒之要药。细辛又是镇痛之要药，是治疗风寒性头痛、牙痛、痹痛之常用药。吹鼻取嚏，还有通窍神的作用；对寒饮内停之咳喘，有温肺化饮之功。

8. 牛蒡子

牛蒡子归肺、胃经。功擅疏散风热、利咽透疹、解毒消肿。其为辛凉解表、疏风清热之要药。既表又泄，在表之风热可解，在里之毒热可泄。最常用于风热所至发热、咳嗽、咽痛、风热发疹、痄腮及毒热疮疹等症；其次略具滑肠作用。

9. 桑叶

桑叶归肺、肝经。肺为娇脏，其位在上，药取轻质、功专力当。桑叶轻清入肺，对外感风热之发热、头痛、咳嗽、目赤等症最为常用。对肝经风热或实火所致之眩晕、头痛、目赤涩痛、目昏多泪亦可治疗。本品尚有止血作用，可用治血热之吐血、衄血等证。生用以解表退热为主，蜜炙后以清肺润燥为主。

10. 葛根

葛根归脾、胃经。其味甘辛，气轻性升，最善解肌清热，尤宜表证兼项背强痛者；又能鼓舞脾胃清阳之气上升，使津液得以滋生输布，从而达到生津止渴、止泻治利之目的，在补脾益气方中每用之，前人称其为"脾胃虚弱泻泄之圣药"。临床常用其治疗慢性结肠炎效果明显；还善于舒解拘挛，为治疗项背强痛、颈椎病的常用要药；又常用于糖尿病的治疗，效果明显。对小儿病毒性腹泻且发热者，既解热又止泻，应用最多。本品还是透发麻疹的常用之药。生用以解肌退热、生津止渴、透疹解毒为主，煨后减轻了发表作用，增强了实脾止泻的功能。

11. 升麻

升麻归肺、脾、胃、大肠经。本品轻清升散、透发举陷。其既能疏散阳明肌表之邪以透疹，治疗麻疹初期疹出不畅；又善透解肺胃邪毒，以治疗热毒内壅之发斑、喉痛、牙痛、口疮等。

更专升脾胃清阳之气以疗久痢、脱肛、子宫脱垂及崩漏不止等。名老中医方药中先生治疗肝炎重用升麻，取其解毒之功。生品以发表透疹、清热解毒为主，蜜炙散风热的作用减弱，以升阳举陷为主。

12. 石膏

石膏归肺、胃经。其性辛、甘，大寒；清热泻火之力甚强。走表以透解肌肤之热，走里以清肺胃之火。其为表里两清之品，且清热而不伤阴，为清解肺胃气分实热之要药。其对肺胃气分及外感实热，凡壮热烦渴、脉来洪大、汗出而热不解的气分实热证及肺热咳喘、胃火牙痛等证，皆为常用主药；其还可与清热凉血药同用，治疗气血两燔之血热发斑、神昏谵语等证。生品甘寒，以清热泻火、生津止渴为主，煅后寒性大减，性变收涩，多作外用，以收敛生肌为主，蜜炙后以清热泻火、生津润燥为主。

13. 知母

知母归肺、胃、肾经。本品虽味苦性寒，但质润而不燥，故以清润见长。上能清肺热，中能泻胃火，下能退肾中虚热；又可润肺燥、补胃液、滋肾阴。凡燥热津伤之证，无论实证、虚证，均可应用，是虚、实两清，滋、清兼备之品。常用治气分火热之壮热烦渴、大汗出、脉洪大者，以及肺热咳嗽、胃热消渴、阴虚燥咳、骨蒸潮热及阴虚消渴、肠燥便秘等证。生品苦寒清利，易致滑肠，以泻火解毒为主，盐炙后引药入肾，增强滋阴降火、润燥的作用，麸炒后缓其寒滑之性，适宜于脾胃虚弱的患者。

14. 栀子

栀子归心、肝、肺、胃、三焦经。本品味苦性寒，清降下行。善清气分火热及肝胆湿热；并能引三焦热邪下行从小便而解；又可入血分，而凉血止血，是气血两清之品。对热病烦躁，或湿热蕴结发为黄疸，淋闭及热郁血分之吐衄、尿血、疮疡肿毒等症，皆为要药。外用还可散瘀、消肿、止痛，用治跌打损伤。生用苦寒之性较甚，以泻火解毒、利胆退黄为主，但脾胃虚弱者易致呕吐，炒焦后缓其苦寒之性，以免损伤脾阳，炒炭后以凉血止血为主。

15. 牡丹皮

丹皮归心、肝、肾经。气辛苦可透散，味苦寒能清热，最宜于热瘀之证，血分实热、虚热均可应用。更能清血中之伏火，而除蒸热；行血中之结热，而消瘀血。临床主要治疗温热病热入营血之舌绛口渴、血热发斑、吐血、衄血；或温病后期，邪伏阴分之阴虚内热；以及血瘀经闭、痛经癥瘕、痈疡肿毒、肠痈腹痛及外伤瘀肿等证。生用以清热凉血、活血散瘀为主，炒炭后缓其寒性，增强其止血作用。

16. 金银花

金银花归心、肺、胃、大肠经。本品质轻，味甘、性寒、气息清芳。功能疏散风热、清热解毒。无论毒热在表、在里，在气、在血，皆能清解，是治疗温病之要药。凡温病发热，不论卫、气、营、血，皆可应用。其清热解毒作用，对疮疡痈肿、斑疹瘙痒、咽喉肿痛，以及热毒血痢之证亦颇常用。生用以清热解毒为主，炒炭后增强凉血止血的作用，以治赤痢、疫痢为主。

17. 连翘

连翘归心、肺、胆经。本品气芳烈而性微寒，长于清热解毒、疏散风热，且能表里两清，凡气分郁热皆可用之。对外感风热、温病初起及热陷心包之高热神昏，每多用之。因其有解毒散结之功，对痈疡肿毒、瘰疬结核、咽肿喉痹等证，皆用为要药，有"疮家圣药"之称。此外，尚有通利小便之功，可用于热结尿闭之小便淋沥涩痛等证。生用以清热解毒、清肿散结为主，朱砂拌后，以镇心安神为主。

18. 黄连

黄连归心、肝、胃、大肠经。本品质燥，大苦大寒。有清热燥湿、泻火解毒之功，是清心、胃之火的主药，故有"黄连治中"之说。对心火亢盛之烦热神昏；肝火上升之胁痛口苦、目赤肿痛；胃火上逆之呕吐吞酸；肠胃湿热之腹痛、泄痢、呕吐；热壅血瘀之疔疮肿毒等证，皆为要药。此外，还可用于中焦热盛之消渴；热迫血妄行之吐衄、便血等证。生用苦寒之性较强，以泻火解毒、清热燥湿为主，酒炙后缓其寒性，引药上行，善清头目之火，姜汁炙后，可缓其过余苦寒之性，以治胃热呕吐为主，吴茱萸炙后可抑制其苦寒之性，使黄连寒而不滞，以清气分湿热、散肝胆郁火为主。

19. 黄芩

黄芩归肺、胆、胃、大肠经。其能清肝、胆、胃、大小肠诸经之湿热；尤能清泻肺火，故有"黄芩治上"之说。其主治肺热咳嗽，热病气分实热之壮热、烦渴，肠中湿热之污痢，胆经湿热之黄疸，湿温、暑温、痈肿疮毒及热淋证；还常用于血热妄行之各种出血证或胎热下血、胎热不安等证。生用苦寒，以清热泻火、解毒为主，但易伤脾阳，导致腹痛，酒炙后主入血分，并借酒力以升腾，主治上焦肺热和四肢肤表之热，同时酒辛甘大热，缓其苦寒，免其腹痛的不良反应，炒炭后以清热止血为主，炒后可缓其过余苦寒之性，以清热燥湿、和胃安胎为主。

20. 黄柏

黄柏归肾、膀胱、大肠经。其性苦寒沉降，有清热燥湿、泻火解毒、退热除蒸之功。其常用于清泻下焦湿热，故有"黄柏治下"之说。其又能入肾经以制相火、退虚热，故为虚、实两清之品。凡湿热下注，发为泻痢、黄疸、带下；湿热蕴结所致之痿证、疮疡肿毒、湿疹湿疮等证，皆为要药。因其能泻相火，还可治疗阴虚发热、骨蒸盗汗之证。生用性寒，苦燥而沉，以清热燥湿为主，盐炙后可缓其苦燥之性，不伤脾胃，而增强泻相火的作用，炒炭后苦寒之性大减，湿热之中并有收涩之性，以治崩漏、痔疮出血为主，酒炒后缓其苦寒之性，并借酒力以上腾，能清上焦湿热，且能入血分，治血分之病。

21. 大黄

大黄归脾、肝、胃、大肠、心包经。其味苦性寒，清热导滞，直降下行，走而不守。前人喻称为"将军"。凡外感内伤，化热化燥，火热内结胃肠则辨证投用：诸如实热积滞，大便不通；温热病的高热神昏，血热妄行之吐衄，热毒疮疡及烧烫伤；火毒上攻之目赤、咽红肿痛及牙龈痛烂；湿热瘀结所致之肠痈、痢疾、黄疸、淋病等。用大黄能速通肠胃，荡热降火；又能活血行瘀，用治妇女瘀血经闭，癥瘕积聚、瘀血肿痛等，此乃疗疾捷法。若素体阳虚、寒邪内结成实之患者，非温不能祛其寒，非下不能散其结，大黄又可与温里药（如附子、干姜）配合，以寒下之药做"温下"之用。生用气味重浊，走而不守，直达下焦，泻下作用峻烈，但易伤胃气，以攻积导滞、泻火解毒为主，熟大黄作用缓和，能避免腹痛之弊，以活血祛瘀为主，酒炙后其力稍缓，并借酒之升提之性，引药上行，以清上焦实热为主，炒炭后泻下作用极弱，并有止血作用，多用于大肠有积滞的大便出血。

22. 牵牛子

牵牛子归肺、肾、大肠经。苦寒能降，其性滑利以峻泻逐水、利尿消肿为主效。其适用于水肿胀满、二便不利，以及三焦气滞、湿热壅滞之便秘。其兼能消痰逐饮，可治疗痰饮咳喘等证；又能杀虫，以治疗虫积腹痛。本品为旋花科植物"牵牛"的干燥、成熟之种子。以黑、白两色分为"黑丑"和"白丑"两种，作用相同。生用有小毒，气味峻烈，泻下力猛，能耗伤元气，对体虚患者不宜，炒后降低毒性，缓和泻下作用，并易于粉碎和煎出。

23. 茯苓

茯苓归心、肺、脾、肾、膀胱、胃经。本品味甘淡而性平。甘补淡渗，益肺于上源，补脾于中部，使脾肺湿邪下行，由小便而出。其特点能利能补，泄中有补，补脾而不涩滞，利小便而不伤肾气。其是补利兼优、标本兼顾、性能平和的利水渗湿之要药。还有健脾补中、宁心安神作用。凡脾虚湿困、水饮不化、小便不利所致的水肿、痰饮、泄泻、脘闷腹胀、食少体倦等证，均为必用之品。对心脾虚弱之心悸、失眠等证应用亦多。生用以渗湿利水、益脾和胃为主，朱砂拌后，以宁心安神为主。

24. 泽泻

泽泻归肾、膀胱经，性寒而降。本品功能利尿消肿、渗湿止泻、泄热通淋。其为常用的利水、祛湿、泄热之药，主要用于湿热小便不利、水肿、泄泻、淋浊带下等证。本品在临床上常用治痰饮所致的眩晕，有显著的疗效。生用利水透湿为主，盐灸后能引药下行，增强滋阴、泄热、利尿的作用，麸炒后缓和药性，以渗湿和脾为主。

25. 薏苡仁

薏苡仁归肺、脾、胃经。本品有利尿退肿、祛湿疗痹、清热消痈、健脾止泻等作用。甘能益脾，淡能渗湿，微寒清热。上可清痰热而利肺气，治上气咳嗽涕唾；下可理脾湿而利肠胃、消水肿、振食欲、止泄泻、祛风湿、除拘挛。更能排脓消痈，为治疗肺痈、肠痈的要药。生用以清热利水、排脓、除湿为主，炒后增强健脾止泻的作用，盐灸后增强补肝肾、明目、利水的作用。

26. 车前子

车前子归肺、肝、肾、小肠经。本品甘寒滑利，性寒下降，利水并能清热通淋。其用治水肿、小便不利、淋浊、带下等证。因能利小便而实大便，所以是治疗水泻的要药；因入肝经，故能清肝明目而治肝热目赤、内障云翳；能入肺则清肺化痰、止咳，而治疗肺热痰多、咳嗽。生品不易煎出，故多制用，炒后种皮破裂，易于煎出，以利水通淋为主，盐灸后增强补肝肾、明目、利水的作用。

27. 苍术

苍术归脾、胃经，为燥湿、健脾、开胃的要药。其主治湿困脾胃的胸腹胀满、食欲不振、呕吐泄泻、舌苔滑腻等证。其辛香宣散之性，又可解表散寒、祛湿止痛，用治外感风寒夹湿之肢体酸痛、风寒湿痹。大凡湿邪为病，不论表里、上下，皆可配用本品，而以里湿病证为主。本品还用为解郁要药，并有明目作用。生品辛温、苦燥，以祛湿发汗为主，麸炒后缓和燥性，气变芳香，增强健脾燥湿的作用，炒焦后辛燥之性大减，以固肠止泻为主。

28. 威灵仙

威灵仙归膀胱经。本品辛散温通，性急善走，善于通行经络，祛风、除湿、止痛之力颇强，为治疗痛风之要药。凡风寒湿痹、肢体麻木、腰膝疼痛、筋脉拘挛、关节屈伸不利之证，均可应用。生品以利湿祛痰为主，酒灸后，以祛风除痹、通经止痛为主。

29. 豨莶草

豨莶草归肝、肾经。本品功能祛风湿、利筋骨、通经络。用于风湿麻痹、筋骨疼痛，以及中风口歪、语言涩、半身不遂之证。本品还有清热解毒除湿作用，用治疮疡肿毒、风疹湿疹、湿热黄疸等证。生用清肝热、解毒邪为主，酒蒸后以祛风湿、强筋骨为主。

30. 桑枝

桑枝味苦性平，有祛风通络作用，常用其治疗风湿痹痛、四肢拘挛。尤宜于上肢痹痛。因其性善通，亦常用其做引经之品。生用以祛风行水为主。酒炙后，增强祛风除湿、通络止痛的作用。

31. 陈皮

橘皮以陈久者为佳，故又称陈皮。本品辛苦温燥而气香，为肺、脾二经气分之要药。因其能行、能降、能燥，故有理气止呕、燥湿健脾、调中快膈、化痰止咳之功。凡脾肺气滞之胸闷腹胀、呕哕吐泻、消化不良，痰湿壅肺、肺失宣降之咳喘痰多、舌苔厚腻等证，不论虚实、寒热，均可配伍应用。另外，又常在滋补剂中少佐以本品，可助脾运，使补而不腻、补中有通。因其性偏温燥，尤宜于脾、肺寒湿气滞、胸腹胀满及痰湿咳嗽。生品以燥湿化痰为主，炒后缓其燥性，以理气和中为主。

32. 厚朴

厚朴归肺、脾、胃、大肠经。本品有化湿导滞、散满除胀、行气止痛、降逆平喘等作用。对湿阻中焦及胃肠气滞所致的脘腹胀满、腹痛等证，有行气宽中之效，以治实胀为主，为行气消胀之要药。对湿浊、湿温及痰湿肺之咳喘等证，应用亦多。生品作用较为峻烈，其味辛辣，对咽喉有刺激性，一般不直接入药，姜炙后消除对咽喉的刺激性，并增强宽中和胃的功效。

33. 枳实

枳实归脾、胃、大肠经。本品有破气行痰、消痞散积、行气止痛作用，是长于破气、导滞、除胀、消积的健胃药。其可用于气滞、食积、胃肠热结所致的胸腹痞满胀痛、大便不畅、泻痢后重等证，也可用于胸胁停痰、留饮、结胸、胸痹等证。生品破气之力较强，有挫伤正气之虑，适宜气壮邪实者，以破气化痰为主，麸炒后可缓其峻烈之性，以散积消痞为主。

34. 木香

木香归肺、肝、脾、大肠、膀胱经。本品性辛散，善温通而气芳香，能通行三焦、升降诸气，为行气止痛之要药，兼能健脾消胀。长于行胸腹、肠胃之滞气。用治胸腹气滞胀痛、消化不良、食欲减退、呕吐腹泻、泻痢后重等证，皆为常用之品，尤宜于肠胃气滞冷痛的实证。此外，本品还有疏肝解郁、芳香辟秽作用；还常配入滋补剂中使之补而不滞。生品以温中行气为主，煨后增强实肠止泻的作用。

35. 青皮

青皮归肝、胆、脾、胃经。本品有疏肝破气、散结止痛、健胃消积作用，其可用于肝气郁滞之胁肋胀痛、乳房肿胀、疝气坠胀、睾丸肿痛等证，其行气之中着重疏肝以止痛。还对食积胀满疼痛、消化不良、食欲不振、呕嗳吞酸，以及气滞血瘀之积聚肿块等证，有散结消积、健胃消食、行气止痛之效。生品以破气消积为主，麸炒后缓解破气之力，醋炙后能引药入肝，消除发汗作用，增强疏肝止痛的作用。

36. 香附

香附归肝、脾、三焦经。本品有疏肝理气、调经止痛作用,性平无寒热之偏,为理气之良药、要药。其能通行三焦，长于疏肝理气、调和气血。其主要用于肝郁气滞、情志抑郁所致的精神不快、胸膈痞闷、消化不良、呕吐吞酸、胃痛、胁痛、腹痛等证；更是治疗妇女月经不调、痛经及乳房胀痛之常用药。故医圣李时珍有香附为"气病之总司，妇科之主帅"之说。另外，本品临床水煎外洗，治疗寻常疣有良效。生用上行胸隔，外达肌肤，故多入解表剂中，以理气解郁为主，醋炙后能增强疏肝止痛和消食化滞的作用。

37. 旋覆花

旋覆花归肺、胃经。"诸花皆升，唯旋覆花独降"，本品能清降肺气、消痰化饮、下水行气，可用于咳喘痰多及痰饮蓄结之胸膈痞满等证；又能降胃气，可用治呕吐、嗳气等证。此外，本品有活血通络之效，可治疗气血不和之胸胁疼痛等证。生用以降气化痰、止呕为主，蜜炙后增强润肺祛痰、平喘止咳的作用。

38. 代赭石

代赭石归心、肝经。本品有镇逆平肝、止呕定喘、凉血止血作用。其苦寒清热、质重镇逆，善镇逆气、降痰热、止呕吐、通燥结，最宜于肝阳上亢、肝胃气逆等证。其平肝潜阳之功，可用于肝阳上亢之头晕目眩、耳鸣脑胀等证。因其性苦寒清热能凉血止血，故可治疗热证吐血、衄血及妇女崩带等证。其重镇降逆之功，可治疗喘咳、呕吐、呃逆等证。生用重镇潜阳为主，经醋淬后降低了寒性，且使质地酥脆，易于粉碎和煎出，以平肝止血为主。

39. 川芎

川芎归肝、心包经。本品辛散温通、芳香走窜。既可活血，又能行气，为"血中之气药"。可广泛应用于血瘀气滞所致的胸、胁、腹等疼痛之证。因其能"上行头目"，故为治疗头痛之要药。对于外感风寒头痛、风热头痛、风湿头痛、血瘀头痛、血虚头痛均可随证配用。因其能"下行血海"，故为活血调经之要药。凡血瘀之月经不调、经闭不通、行经腹痛或有血块、色紫暗者，冲任虚寒、瘀血内阻之经行少腹冷痛、难产等妇产科疾患，每恃为要药。因其能行气开郁以止痛，故肝郁气滞之胁肋胀痛、胸脘痞闷等证亦常用之。因其走窜之性旁及四肢，活血行气之中又能温散风寒、祛除湿浊，不仅可治疗中风之肢体麻木不仁、半身不遂等证，又可治疗风寒湿痹之肢体关节疼痛、活动不利等证。因其能通达气血、活血定痛，又为外伤科常用之要药，常用治跌打损伤，及疮疡成脓而不溃，由于正虚而不能托毒外出者。因其既能活血，又兼行气。活血方中用之可通行祛瘀，补血方中用之可补而不腻。生用气厚味薄，辛香走窜，以祛风止痛为主，酒炙后增强活血、行气、止痛的作用。

40. 丹参

丹参归心、肝经。本品苦能泄降，寒能清热，有散瘀行血之功。其可用于瘀血内阻诸证，以妇科血瘀之月经不调、痛经、闭经、产后瘀滞腹痛最为常用，为妇科之要药。其还常用于血瘀胸痹、脘腹疼痛、癥瘕积聚、风湿痹痛等证。其性微寒，活血兼能凉血，故能清瘀热、消痈结，而治疗热毒瘀结之疮疡痈肿。其更具凉血清心、除烦安神之功，而用治热病烦躁、神昏或杂病心悸、失眠等证。生用以凉血消肿，养血安神为主，酒炙后能缓其寒性，增强活血祛瘀、通经之力。

41. 桃仁

桃仁归心、肝、肺、大肠经。本品苦、甘性平，为破血祛瘀之要药，兼能润肠通便、止咳平喘。因活血散瘀力强，有推陈致新之功，故能治疗多种瘀血证，如经闭、痛经、产后瘀滞腹痛、癥瘕积聚及跌打损伤等证。因其性平质润，故可润燥滑肠而通便，用治肠燥便秘之证。此外,因本品入肺经,且味苦能降能泻,故对热壅血瘀之咳喘、肺痈、肠痈等证,亦为常用。生用以行血祛瘀为主,燀后去皮以降气止咳、消痈疡为主,同时易于煎出药效,炒用以润燥活血为主。

42. 红花

红花归心、肝经。本品辛散温通,为活血、调经、止痛之要药,亦是妇产科血瘀病症的常用药。可用于血滞经闭、痛经、产后恶露不行、瘀滞腹痛等证。红花少用行血,多用则破血,故红花量大可破瘀血重证,如癥瘕积聚、心腹瘀痛、跌打损伤、疮痈肿痛及血脉闭塞、紫肿疼痛等证。

43. 穿山甲

穿山甲归肝、胃经。本品性善走窜,专于行散,活血散瘀之力强。其能消癥化积、通畅经脉,可治疗癥瘕积聚、血瘀经闭等证;其搜剔络道之力、活血祛瘀之功,能通行全身,达于病所,故可治疗周身痹痛、关节不利、麻木拘挛等证;血乳同源,血行则乳下,因其活血走窜,善于疏调气血而通下乳汁,故为通乳之要药,可治疗气血瘀滞之乳汁不下;因其味咸,故能软坚、活血、散结,有良好的消痈排脓、解毒散结作用,可使未成脓者消散,已成脓者速溃,故为疮疡科之要药,可治疗痈肿疮毒、痰核瘰疬等证。生品不易煎出和粉碎,具有一定的腥气,多不直接入药,砂炒后酥脆,易于煎出或粉碎,经醋淬后,能增强活血止痛的作用,并矫正其腥臭气味。

44. 半夏

半夏归肺、脾、胃经。本品辛温而燥,为燥湿化痰之要药。是治疗脾虚而痰湿内生的痰多清稀,或痰湿上犯所致的心悸失眠、咳嗽气逆、头目眩晕等证的主药。本品又是降逆止呕之佳品,可用于治疗多种呕吐之证。半夏还能辛散消痞、化痰散结,常用于痰阻气机之胸脘痞闷,气郁痰结之梅核气,以及痰湿入络、结为瘤痰核等证。外用可治疗痈疽肿毒等证。生品有毒,能戟人咽喉,一般不宜内服,多作外用,以消肿止痛为主;法半夏长于燥湿化痰;姜半夏长于降逆止呕;半夏曲长于健胃消食;清半夏燥性和缓,有和胃调脾之功。

45. 苏子

苏子归肺、大肠经。本品苦辛温润,为下气消痰之良药。凡气滞痰盛、咳嗽气喘、胸膈满闷等证,皆取其润降之性以宽胸利膈、止咳平喘。本品富含油脂,既能润肠通便,又能降泄肺气以助大肠传导之功,故肠燥便秘证宜之。生用以祛痰降气、润肠通便为主,炒后药性缓和,以温肺散寒、祛痰平喘为主,蜜炙后以润肺祛痰、降气平喘为主。

46. 桔梗

桔梗归肺经。本品药性平和,能开宣肺气而利咽喉、开胸膈,有较好的祛痰作用,为治疗肺经之要药。在治疗咳嗽中,无论寒热均可应用,对咽痛、失音尤为常用。且有较好的排脓作用,常用于肺痈的治疗。另外,本品辛开上达,历代医家称其为"舟楫之剂",能"载诸药上浮"。故在临证时,治疗上焦病的方药中,常加入桔梗以引诸药上行。又因其有宣上启下、开宣肺气而通二便之功,故可用治癃闭、便秘等证。生用以宣肺祛痰为主,蜜炙后以润肺祛痰为主。

47. 瓜蒌

瓜蒌归肺、胃、大肠经。本品甘寒润降,性甚滑利,以导痰降浊见长。其既能清润肺胃之热以涤痰导滞,又能利气散结以宽胸膈,且能润肠通便。治疗上焦痰热内结所致的痰黄黏稠、咳嗽喘息，用之可导痰泻热；治疗胸痹、结胸之痞满作痛，用之能宽胸通痹；用治乳痈、肺痈、肠痈等证功效亦佳。上述诸证兼肠燥便秘者用之尤宜。全瓜蒌生用以清热化痰、宽胸散结为主，瓜蒌壳以清热利肺为主，瓜蒌壳蜜炙后增加润肺化痰的作用，生瓜蒌子以润肠通便为主，但对脾胃虚弱者易致呕吐，瓜蒌子炒后降低致呕的不良反应，以理肺祛痰为主。

48. 款冬花

款冬花归肺经，本品温而不燥。有邪可散，散而不泄；无邪可润，润而不寒。其长于下气止咳、润肺化痰，为治嗽之要药。凡咳喘之证，无论寒热、虚实、表里、新久，皆可应用，对肺寒咳嗽尤宜。生用以散寒止咳为主。

49. 紫菀

紫菀归肺经。本品辛散苦泻，润而不燥，温而不热，性质平和，主入肺经气分，兼入血分，长于开泄肺郁，为化痰止咳之良药，并可润燥止血。对咳嗽，无论新久、寒热、虚实，均可用之。因其味甘性温，尤常用于风寒外束、肺气壅塞之痰多咳嗽，并治肺虚久咳、痰中带血，以及咳唾脓血等证，又能开提肺气而通利小便。生用能泻肺气，以降气化痰为主，蜜炙后以润肺止咳为主。

50. 百部

百部归肺经。本品甘润、苦降而性平，历来为治疗肺痨咳嗽之要药。凡新久咳嗽无不适宜，尤以治疗久咳、虚咳者为良。其可用治新久咳嗽、百日咳、肺痨咳嗽等证。生用有小毒，易伤胃气，外用居多，以杀虫灭虱为主，蜜炙后可去其小毒，并增强润肺止咳的作用，蒸后消除麻喉感，降低毒性，以温肺止咳为主。

51. 附子

附子归心、脾、肾经。本品能回阳救逆、助阳补火、温肾行水、祛寒止痛。本品大辛大热，而性属纯阳、走而不守。外达皮毛而散表寒，内温中焦和下元。合表药则发散，合补药则温补。从内至外无处不到。但附子所温还是以里寒证为主，且温多于补，是回阳救逆之第一要药，并有良好的止痛作用。淡附片以回阳救逆、散寒止痛为主，砂烫后以温肾暖脾为主。

52. 吴茱萸

吴茱萸归肝、脾、肾、胃经。本品有温中止痛、降逆止呕、疏肝解郁作用，用于肝胃失调、呕吐吞酸及寒性胃痛、腹痛、疝痛、胁肋痛、痛经、头额冷痛、脚气疼痛，有良好的止痛作用。其还常用治脾肾虚冷、久泻晨泄。此外，吴茱萸外用可引火下行。生用有毒，多外用，以散寒定痛为主，甘草水制后，降低毒性或燥性，以散寒止痛为主。醋制疏肝镇痛，盐制治疝痛，姜制祛寒镇痛，黄连水制用于止呕。

53. 石决明

石决明归肝经。本品为平肝潜阳、清肝明目的要药，兼能镇肝。对肝经虚热及实火均可应用。可用于肝阳上亢所引起的头晕目眩、脑痛且胀、惊悸不安、烦躁易怒等证。同时也是治疗目昏内障等眼疾的常用药，对肝热目疾之青盲内障、视物模糊等证，均有一定疗效。生用以平肝潜阳为主，煅后质地疏松便于粉碎和煎出，且具收敛之性，以去翳明目为主。

54. 地龙

地龙归肝、脾、肾、膀胱经。本品以清热、息风、止痉为长，兼能通络、平喘、利尿。以治疗高热昏厥、惊搐烦躁为主，并能治疗肝阳上亢、肝火炽盛之头胀头晕、惊狂癫痫等证。其通利经络之功，可用于中风后遗的肢体偏瘫及风湿痹痛之肢体屈伸不利等证。另外，其还可平肺热之咳喘痰多、利热结之尿闭淋痛。鲜品多外用，以解毒散结、镇惊、渗湿为主，炒后易于粉碎和服用，以平喘、通络、利尿为主。

55. 僵蚕

僵蚕归肺、肝经。本品有息风止痉、祛风止痛、解毒散结作用。其息风止痉作用良好，可用于痰热壅盛之急慢惊风、中风偏瘫、痉痫抽搐等证。其祛风止痛作用，可用于热病初起之头痛目赤、咽痛齿痛、喉风喉痹等证。还能化痰散结，以治疗瘰疬痰核、痈肿疮痛。又能祛风止痒，为治疗风疹瘙痒、荨麻疹等证的要药。生品附着部分白僵菌体，气味不良，不利于服用，故生用较少，以息风止痉为主。麸炒后能矫味矫臭，便于服用，以祛风止痛、解毒散结为主。

56. 全蝎

全蝎归肝经。本品长于息风镇痉，可用于急慢惊风、破伤风等痉挛抽搐、角弓反张及中风口眼㖞斜、肢体麻痛、半身不遂等证，均有良效。对顽固的偏正头痛、风湿痹痛及疮疡肿毒、瘰疬结核等证，既能解毒散结，又能活络止痛。生全蝎辛平入肝，息风止痉力较强，用于惊风抽搐，其性走窜，又能祛风通络止痛，以毒攻毒，还能解毒散结。盐制后可缓其毒性，祛风镇惊力强，用于治疗痫症等。

57. 磁石

磁石归心、肝、肾经。本品质重性寒，以安神镇惊、平肝潜阳为主效。其用治阴虚阳亢、肝阳上扰、上盛下虚所致之烦躁不安、头晕目眩、精神燥动、癫痫惊狂、心悸失眠等证。其纳肾气、降冲逆之功，可用治肾虚气喘，是纳气归肾而平喘的要药。此外，对肝肾阴虚所致的耳聋、耳鸣及目眩等证，有聪耳明目之效。另外，还有补血及止血作用。生用其质坚硬，不易粉碎和煎出，生用颇少，亦有直接打碎入药者，以平肝、潜阳、镇惊安神为主，煅后质酥脆，易于粉碎和煎出，以益肾纳气、定痛止血为主。

58. 龙骨

龙骨归心、肝、肾经。本品功能平肝潜阳、镇惊安神。其可用治阴虚肝旺、虚阳上浮所致之烦躁失眠、潮热盗汗、头晕目眩及惊悸、癫痫、发狂，以及心神不宁、健忘失眠等证。对遗精、滑精、崩漏、自汗、盗汗、泄泻、带下、便血、鼻衄等证，有收敛固涩之效。生用以潜阳镇惊、安神为主，煅后增强收敛涩精、生肌的功能。

59. 牡蛎

牡蛎归肝、肾经。本品平肝潜阳之功，可用于阴虚肝阳上亢所致的烦躁不安、心悸失眠、头晕目眩及耳鸣等证。其收敛固涩作用，可用于阳虚浮越、潮热、自汗、盗汗及遗精、崩漏、带下、泄泻等证。其软坚之功可散结块，是治疗瘰疬痰核、肝脾肿大等证的要药。生用以平肝潜阳、软坚散结为主，煅后增强收敛固涩、制酸止痛的作用。

60. 酸枣仁

酸枣仁归心、脾、肝、胆经。本品能养心阴、益肝血而宁心安神，是有效的滋养性安神药，可用于心肝血虚引起的心悸怔忡、虚烦不安、失眠健忘等证。因有益阴敛汗作用，还常用于体虚自汗、盗汗等证。对心悸、失眠而多汗者尤为适宜。生用以养心安神为主，炒后质脆，易于煎出和粉碎，且可增强治虚烦不眠之功。

61. 远志

远志归心、肺、肾经。本品味苦辛而性温燥，善宣泄通达。既能上助心阳、开心气；

又能下达于肾，使肾气上交于心，心肾相交、水火相济，而有安神益智之功。兼能化痰浊、利心窍，故对惊悸怔忡、失眠健忘，或痰阻心窍、精神迷乱等证均用为要药。另外，还有化痰散结作用，用治咳嗽痰多、不易咯出及痰湿入络之痈疽肿毒等证。生用味麻，有小毒，能戟人咽喉，故多制用，甘草水制后，能减其苦燥之性，消除麻味，以安神益智为主。

62. 黄芪

黄芪归脾、肺经。本品甘、微温，为补气之要药。能升阳举陷，常用于脾气不足、肺气亏虚之证。对中气下陷引起的久泻脱肛、胃下垂、子宫脱垂等证尤为适用。因能补气摄血，故常用于气虚不能摄血的便血、衄血、崩漏等证。因能益气固表，故可用于表虚自汗之证。因能补气、托疮、生肌，故适宜于气血不足的疮疡内陷、脓成不溃，或溃后脓出清稀、久不收口之证。因能补气利尿，故可治疗气虚水肿等证。同时，对气虚血瘀所致的痹痛、麻木或半身不遂等证，用之可补气行瘀。对血虚津亏的消渴证，能补气生血、生津止渴。生用以益卫固表、止汗、利水消肿、托毒排脓为主，蜜炙后增强补中益气，兼有润燥的作用。

63. 白术

白术归脾、胃经。本品甘温苦燥，长于补气健脾、燥湿利水。与脾主运化，喜燥恶湿之性相合，为补脾健胃之要药。常用于脾胃气虚、运化无力之食少便溏、脘腹胀满、肢软神疲，以及脾虚水停之痰饮、水肿、小便不利等证。脾虚则气弱，气弱则肌表不固，故发为自汗。因本品健脾补气，故能固表虚而止自汗。脾为生化之源，孕妇脾虚气弱，生化无力，则可引起胎动不安。因本品有补气健脾之功，故具安胎之效。生用以健脾燥湿、利水消肿为主，但有滞气之虑，麦麸炒后缓和药性，气变芳香，以健脾益气为主，土炒后增强补脾止泻的作用。

64. 淫羊藿

淫羊藿归肝、肾经。本品辛甘而温，专补命门之不足，有补肾阳、益精气、强筋骨、祛风湿等作用。常用治肾阳不足之阳痿、早泄、腰膝无力、男子不育、女子不孕，及风寒湿痹或手足拘挛、麻木等证。生用以祛风湿为主，羊脂油炙后增强温肾助阳的作用。

65. 补骨脂

补骨脂归肾、脾经。本品辛苦温燥而涩，长于补命门之火而益脾土，兼可固涩肾精。其是治疗脾肾阳虚、下元不固之常用药，对肾阳不足之阳痿、遗精、尿频、遗尿、腰膝冷痛、五更泄泻等证，均用为主药。本品还有温肾纳气之功，用以治疗虚寒喘嗽等证。生用辛热而燥，服用时间稍长，有伤阴之弊，故多外用，盐炙后缓和辛窜温燥之性，并可引药入肾，以增强补肾纳气的作用。

66. 肉苁蓉

肉苁蓉归肾、大肠经。本品味甘、咸且性温，能补肾阳、益精血、起阳痿、强腰膝、散寒凝，可用治肾阳不足、精血亏虚的阳痿不举、女子不孕、腰膝痿软、筋骨无力等证。其质润多液，能滋养津血、润滑肠道，常用治肠燥津枯之大便秘结。本品补力缓慢，故取肉苁蓉之名，宜于多服久服。生用以补肾止浊、润肠通便为主，酒炙后增强补肾助阳的作用。

67. 续断

续断归肝、肾经。本品甘能补益、辛以宣散、温能通行，故有补益肝肾、通行血脉、强筋健骨、续断疗伤的作用。因是跌打损伤、续筋接骨的要药，故名续断。凡肝肾不足之腰膝酸痛、骨软无力，以及筋骨折伤等证，皆为必用之品。本品还能补肝肾益血安胎，故妇科经多带下、妊娠胎动漏血等证，亦为常用之要药。因其有活血、通脉、止痛作用，故亦可用治风湿痹痛等证。生用补肝肾、通血脉为主，酒炙后能增强活血脉、通经络的作用，盐炙后引药下行，增强补肝肾的作用。

68. 杜仲

杜仲入肝、肾经。本品味甘性温，因长于益精气、补肝肾、强筋健骨，故为治疗肝肾不足之腰膝酸痛、筋骨无力之要药，亦可用于阳痿、遗精、尿频等证。因其借补肝肾之力以固冲任，冲任固则胎孕安，故常用治妊娠下血、胎动不安或习惯性流产等证。生用以益肝舒筋为主，但不易煎出，盐炙后直走下焦，增强补肝肾的作用。

69. 熟地黄

熟地黄归肝、肾经。本品甘微温，味厚质润，为补血之要药，且可滋阴、益精、填髓，是补益肝、肾常用之品。凡肝、肾精血亏虚之腰膝酸软、眩晕耳鸣、须发早白；血虚之面色萎黄、头晕目眩、心悸失眠、月经不调、崩漏；肝肾阴虚之潮热骨蒸、盗汗遗精、消渴诸证等，皆用为主药。其炒炭后味甘，微涩，性微温，以补血止血为主。

70. 当归

当归归心、肝经。本品辛温气香质润，气味皆厚。既可补血，又可活血，以补血调经为主效，并可活血止痛、润肠通便。其可用于心肝血虚之面色萎黄、眩晕心悸；血虚或血虚兼瘀滞的月经不调、痛经、闭经等证；因本品既能活血又可调气，故可用于气滞血凝及证属虚寒的脘腹胀痛及跌打损伤、痈疽疮疡、风湿痹阻等证的疼痛；还可用于血虚的肠燥便秘。本品为血病之要品，前人称其为"血中之圣药也"。此外，还能治疗久咳气喘。生用质润，长于补血，调经，润肠通便，活血解毒，酒制后增强活血散瘀的作用，土炒后既能补血，又不致滑肠，炒炭后以止血和血为主。

71. 白芍

白芍归肝、脾经。本品甘酸微寒而质润，以平肝止痛、养血调经、敛阴止汗为主效，兼可泻热，为治疗多种疼痛的要药。其可用于血虚或阴虚有热之月经不调、痛经、妊娠腹痛、崩漏带下；肝阴不足、肝气不舒的胁肋疼痛、脘腹及四肢拘挛作痛、泻痢腹痛；肝阳上亢之头痛眩晕；以及阴虚之盗汗、营卫不和的表虚自汗等证。生用以平肝敛阴为主，酒炙后降低酸寒之性，善于和中缓急，炒后药性稍缓，以养血敛阴为主。

72. 麦门冬

麦门冬归心、肺、胃经。本品甘、微苦而质润，能养阴润肺、益胃生津、清心除烦。无论是阴虚有热，还是温病热邪伤阴，皆为常用之要药。其可用于燥热伤肺之干咳少痰、咽干口燥，或阴虚痨嗽、咳嗽带血；还可用于胃阴亏虚或热伤胃阴之口渴咽干、烦热呕哕、大便燥结等证；也可用于心阴亏虚之虚烦不眠、梦遗健忘、舌红少苔及温热病邪扰及心营之身热夜甚、心烦不眠、舌绛而干等证；此外，本品亦能润肠通便，治疗肠燥便秘。生品以滋阴润肺、生津为主，朱砂拌后以清心除烦为主。

73. 龟板

龟板归肾、心、肝经。其有滋阴潜阳、益肾健骨、固经止崩、养血补心等作用。其可用于肝肾阴虚而火旺的骨蒸、劳热、盗汗、头晕、目眩、耳鸣、失眠、健忘等证；温热病后期津液不足、阴虚风动之手足抽搐等证；还可用于肾虚骨骑之腰腿酸软、小儿囟门不合、齿迟、行迟等证；也可用于阴虚血热、冲任不固的月经过多、崩漏带下等证；其养血补心之功，可用于治疗心悸、惊悸、怔忡等证。生品质地坚硬，并有腥气，以滋阴潜阳为主。醋淬后质脆，易于粉碎和煎出，且能矫正味，以补肾壮骨、滋阴潜阳为主。制胶后以滋阴益精、补血止血为主。

74. 鳖甲

鳖甲归肝、肾经。本品咸寒，味厚质重，性属纯阴。其以滋阴潜阳为主效，是治疗阴虚之发热、骨蒸盗汗；肝阳上亢之头晕目眩；热病伤阴之夜热早凉、内风萌动、手足抽搐等证的要药。其又能软坚散结，治疗癥积、痞块及经闭等证。生品以滋阴清热、平肝潜阳为主，醋淬后质酥，易于粉碎和煎出，以软坚散结为主，制胶后以滋阴退蒸、补血止血为主。

75. 山茱萸

山茱萸归肝、肾经。本品酸、涩，微温而质润，既能补益肝肾以滋养精血及元阳，又有良好的收敛固涩作用。其用为治疗肝肾不足之腰膝酸软、头晕耳鸣、阳痿不举，以及肾失封藏的遗精滑泄、尿频遗沥、崩漏带下等证的要药。对于阴阳俱损、虚阳浮越、体虚欲脱、大汗脉微之证，能敛汗固脱，又是防治阳气虚脱之要药。生用以敛阴止汗、固精缩尿为主，酒蒸后借酒力温通，助药势，以温补肝肾为主。

二、用药心得个论

1. 麻黄治痹

（1）关节肿胀疼痛，邪郁化热则兼红肿，治以祛邪通络，以麻黄5～15克配生地、白芍（防辛散伤阴）、桂枝、威灵仙、羌活、白芷宣上；黄柏、苍术、防己、龙胆草，泄热利湿于下；桃仁、红花、南星、川芎、神曲，活血燥痰调中。寒盛加附子制乌头，口干脉数加知母、忍冬藤。

（2）坐骨神经痛：疼痛走注、麻痹不仁及四肢肿痛拘挛，汗而解之，用麻黄配桂枝、秦艽、威灵仙、薏苡仁（朱学明）。

（3）痹症寒热杂陈：寒温并用麻黄20～30克配等量生石膏、苍术。

2. 细辛治痛痹

气虚疼痛配黄芪；血瘀疼痛配丹参；阳虚疼痛配附子；厥阴头痛伍吴茱萸；项背强痛伍白芍（30克）、甘草；胸闷痛伍全瓜蒌；两胁疼痛伍柴胡；腹痛伍延胡索；痛经伍益母草；腰痛伍杜仲、牛膝；四肢风湿痛伍羌活、防己；下肢慢性肿疡疼痛伍赤芍等；晚期癌症性疼痛伍粟壳、延胡索等；外伤性疼痛伍三七、桃仁。

3. 细辛通鼻窍

风寒外感，鼻流清涕不止，方中加细辛1.5克，能迅速改善症状。过敏性鼻炎肺脾肾虚寒证鼻痒作嚏且流清水涕，有时眼眶耳内作痒难忍，细辛1.5克，配生黄芪9克，党参9克，白术9克，白芍9克，五味子1～5克，生地黄12克，熟地黄12克，栀子9克，川续断9克，牡蛎30克，补骨脂9克，制狗脊9克。

4. 白芷治皮肤瘙痒

白芷配地肤子、蝉蜕治周身红疹，皮肤瘙痒；白芷配升麻葛根治湿疹痒甚，痒后流黄水；顽固性皮肤瘙痒症白芷配乌梢蛇、蝉蜕；神经性皮炎、慢性湿疹、牛皮癣皮肤瘙痒白芷配僵蚕何首乌。

5. 升麻应用体会

善治内脏下坠、脱肛、胃黏膜脱垂等功能低下类疾患，配桔梗、甘草治声带闭合不全；配丹参、赤芍、桃仁治慢性咽炎；配贯众炭、苎麻根治功能性出血；加白茋壳、韭菜子治疗遗尿；治血小板减少症验方升麻与阿胶、当归身、黄芪、红枣近期疗效颇佳；与炮山甲、王不留行、益母草、莪术治前列腺肥大、前列腺炎层。

6. 柴胡治发热

柴胡疏解肝胆、畅利三焦，为利枢机之剂，能开气分之结，但不能清气分之热，故伍黄芩清热甚者加生石膏。小柴胡汤（重用柴胡 20 克）加减化裁治疗发热，凡临床表现发热恶寒，苔白脉浮数，恶心欲吐者，不局限于往来寒热皆可用之，剂且宜稍重可用 15 ～ 18 克，配黄芩、芍药、花粉、甘草、枳实等，以助其退热之功。

7. 蝉蜕治咳嗽咽痒

风热外感或风温犯肺咳嗽，有汗身热，痰黏不爽，气逆上呛，频咳，蝉蜕 5 ～ 6 克，配桑叶、菊花等；感冒后期，其他症状基本消失，但咽痒不除，呛咳，用蝉蜕、僵蚕效果好。

8. 知母用于镇静

临床上治疗精神分裂症、狂躁不宁、毁物伤人、头痛不寐，常用甘麦大枣汤加生铁落、石菖蒲、远志、生天南星等。并重用知母、大黄以养心开窍，清火宁神，可获一定的疗效。治疗神经官能症、三叉神经痛等，见失眠、恐惧、头痛、烦躁均可结合辨证采用知母。

9. 栀子治疗胰腺炎

生栀子配生大黄、蒲公英、郁金、败酱草、生薏仁、桃仁等。痛甚加延胡索、赤白芍；胀甚者加广木香、枳壳、厚朴。吐甚加半夏、生姜少量多次分服。必要时可先胃肠减压后由胃管注入。轻者 1 日 1 剂，2 次分服，重者可 1 日 2 剂，分 2 次灌肠常收佳效。

10. 连翘用于慢性肾炎水肿

连翘善入三焦，调气活血，疏利水道，上可消肺肃降，下可利肾退肿，故在临床上无论虚证、实证、阳水、阴水，皆可与辨证方中伍连翘为君。如对湿热壅滞三焦、气机不畅全身浮肿、小便不利且黄、口渴而干、恶心纳差，于柴胡四苓散（小柴胡汤合四苓散）中加入连翘 15 ～ 30 克收效明显。对膀胱气化不利、水湿内停之水肿，五苓散合五皮饮加减方伍连翘 15 克，意在疏通下焦，利水消肿。水肿久不退，累及心肾而成心肾阳衰，真武汤佐连翘 9 ～ 15 克化裁，意在清心利肾，利水退肿制附子大热之性，使其去性存用。

11. 射干开泄顽痰清热散结

射干为清热利咽、咽喉疾病要药，治疗咽部滤泡增生再加柴胡、赤芍、白芍、山海螺、海藻化痰散结；化瘀平喘，利咽清肺，活血散结，用于哮喘，常配丹皮、川芎、地龙共奏奇效，治疗肺肾虚所致的久咳虚喘用射干合补骨脂、五味子纳肾平喘上敛肺气，下纳肾气。

12. 大黄与慢性胃炎

慢性胃炎多虚中夹瘀或湿热中阻，除脾胃虚寒证之外各型均可用大黄炒炭化瘀。肝胃不和成湿瘀交阻者，用大黄炭 3 ～ 5 克和丹参饮（丹参、砂仁、檀香）、二陈汤、左金丸等伍用；胃阴不足，大黄炭量宜小一般 2 ～ 3 克配生地、当归、白芍、石斛、太子参、枳壳、乌梅、甘草等伍应用。

13. 急性痛风关节炎重用泽泻

基本方：泽泻 50 ～ 60 克、萆薢 30 克、黄柏 10 克、苍术 10 克、白术 15 克、当归 15

克、桂枝 6 克、秦艽 10 克、僵蚕 9 克。脾盛湿盛者加党参 20 克、茯苓 15 克、鸡内金 10 克，湿热阻滞者加竹茹 10 克、连翘 10 克、车前子 15 克；痰壅阻络者加半夏 10 克、丹参 30 克、红花 15 克、每日 1 剂。

14. 苍术应用体悟

四君子汤，白术改苍术补而有运；四苓散，白术改苍术有渗有升；藿香正气散，白术改苍术更能运胃解表；逍遥散，白术改苍术解郁力更强；连理汤白术改苍术有补有消；七味白术散改用苍术能加强运中止泻；补中益气汤，白术改苍术升提之力更张；真人养脏汤，白术改苍术能升阳止泻；完带汤重用苍术能燥湿止带；越鞠丸解郁苍术起枢运之功；清震汤治头风，苍术升阳散浊；苍附导痰汤重用苍术治妇人肥胖。苍术合生黄芪能祛风散湿，合枳壳能消积祛胀；合枇杷叶降逆止咳；合葛根上治头风下止湿泻；合赤小豆消水肿；合川楝子止痛疗疝；合白芷治寒湿头痛；合黄连疗泛酸；合荆芥透湿于表；合木瓜可舒筋消肿。

15. 威灵仙除逆气

梅核气之咽中如有物梗阻，以及食管肿瘤、憩室等所致之胸骨后窒塞不舒，嗳气呃逆，泛恶欲吐诸症，用量独重，辨证基础上加用威灵仙 15～30 克，效果显著。

16. 乌药配伍

乌药配益智仁山药为"缩泉丸"，治肾经虚寒、小便滑数，对老人尿倾、小儿遗尿而偏阳虚者具温阳固摄之效。乌药、吴茱萸治寒滞腹胀痛；乌药、川楝子治疝气睾丸偏坠；乌药、木香治气滞腹痛泄泻；乌药、香附治心腹胀满疼痛，气滞痛经，痢疾里急后重；乌药、高良姜胃寒胃痛；乌药、红参升血压；乌药、苏木治肢麻；乌药、川芎产后头痛。

17. 桃仁治疗咳喘

咳嗽喘息邪气先伤气分，杏仁能肃肺又横扩，使肺郁闭之势得以解除，继而伤及血分，痰瘀肺络致咳逆日久，越咳越剧，或昼夜俱咳无已时，需桃仁活血祛瘀泻肺缓肝，血行气降，可加地龙清肝解痉平喘。常用于除阴虚劳嗽外一切久咳喘满、喉干、胸痛以及痰涎胶滞欲咳不出诸症，成人 10～15 克。

18. 鸡血藤治瘀血妇科病

鸡血藤补中有行，少女崩漏用补肾祛瘀法，五子衍宗丸或六味地黄丸加鸡血藤、益母草、泽兰；老年崩漏常用补肝祛瘀，归芍地黄汤加鸡血藤、丹参、夜交藤、益母草、旱莲草。痛经当归芍药散加鸡血藤，寒凝胞宫温经汤加附子、艾叶、鸡血藤、丹参。气滞血瘀桃红四物汤加鸡血藤、益母草。

19. 穿山甲与痹痛

穿山甲祛瘀作用较广，凡血凝气滞为病，皆能治，一切络瘀胁痛，跌损碰撞，瘀停经络，致胁肋胸背久痛不止，炮山甲桃仁失笑散，加柴胡疏肝散。

20. 水蛭治疗瘀水互结诸症

肝硬化腹水，心衰水肿、肾功不全水肿，血脉瘀滞肝脾肿大、心绞痛，脑梗，萎缩性胃炎。晒干研粉，装入胶囊吞服，每次服 2～3 克，日 3 次。与扶正培本作用的淫羊藿、党参、白术、黄芪等合用，可进一步增强免疫力有利于破血消瘀利水功能的发挥。

21. 仙鹤草体会

仙鹤草治疗盗汗，以仙鹤草 30～60 克，偏阴虚配生地黄、麦冬、当归、白芍、五味子、山茱萸、女贞子、墨旱莲；兼虚火旺者，加黄柏、知母、玄参、地骨皮等；偏气虚配黄芪、党参、白术、茯苓、甘草等；湿热内阻配茵陈、黄芩、黄连、栀子等。小儿急性肾小球肾炎恢复期，面黄、乏力、多汗用仙鹤草 20～60 克长期服用能迅速消除蛋白尿及尿中红细胞。

22. 白茅根与慢性肾炎水肿

《肘后方》谓"茅根治水肿小便不利"，小便短少、尿中带血，或镜检发现血尿者，无论有无水肿，均在本病的辨证方药中加入白茅根 30～45 克，玉米须 30 克，连续服，多可收到消热凉血、利水消肿之良好效果。白茅根一般应在 30 克以上，否则收效欠佳。

23. 白芥子与胃肠系统疾病

胃肠系统凡属寒凝胃脘，中焦虚弱，见胃脘痞满，呕吐痰涎或胶状白色物体无酸臭味、周身困倦，头昏纳呆，大便不爽，舌苔腻，脉滑，辨证处方加白芥子 6～9 克：半夏泻心汤加白芥子、参苓白术散加白芥子，则大部分呕吐、厌食、苔腻一周消失或改善。

24. 附子应用辩析

凡三阴寒证，阳气衰微，阴寒弥盛，精神不振，面色淡白，唇、甲黑青，畏寒肢冷，腹痛喜按，少气乏力，口淡不渴或渴喜热饮，大便溏薄，小便清长，舌淡嫩，脉微细或沉迟无力等，有一二症即可，初用小量，继则大量，阴寒重症用量三四两并伍大剂姜桂。附子煎剂不宜热饮，治下焦病，宜量大力沉。

25. 肉桂与肝阳虚寒证

素体阳虚，外寒侵袭，久服寒药，大量抗生素应用见肝寒侮胃之呕酸上气、小腹痛、疝瘕，应用肉桂、吴茱萸。如兼中虚胃寒加人参、干姜，即大建中汤法。禀赋不足，后天失养致气血亏虚，气虚阳微肝阳虚寒，见筋无力、恶风、善惊悸，阴囊阴湿，饥不欲食，用肉桂辛甘大热，重用黄芪 30 克补气，肉苁蓉、巴戟天温敛肝气。血虚肝郁见心痛胃痛胁痛者，治以疏肝则更甚，应用太子参、当归、枸杞子、柏子仁、熟地兼加肉桂。

26. 石菖蒲治鼻渊

无论胆热上升、风寒化热或肺气虚寒，凡急性发作表现为鼻塞流涕，先稀如水，后渐转为黄稠，其臭难闻，鼻腔黏膜红肿疼痛。慢性者流清涕、只有腥味，伴有头昏头胀，鼻塞交替性，嗅觉减退，用石菖蒲 18 克，鹅不食草 30 克，川芎 30 克，辛夷 12 克，青黛 9 克，研成极细粉末，装瓶。每次取豆大置指头上，吸入鼻中，仰头片刻，急性者效速。

27. 全蝎治验

顽固哮喘急性发作凡面唇青紫、气急难挨之时，全蝎 1～2 条配入止咳化痰药疗效佳，一般用药 1～2 天哮喘即可明显平息，中病即止。头痛日久不愈，痛如针刺，痛处不移，夜间尤甚，舌有瘀斑，脉弦涩。辨证基础上加用全蝎效果显著。

28. 龙骨牡蛎与咳嗽

牡蛎虽味涩却不敛邪，外感咳嗽可以放胆用之，以桔梗、甘草等引之，可以散咽喉之肿痛，消除因咽痛咽痒所致的咳嗽，与川贝母等相伍，可以增加其止咳化痰之功。龙骨牡蛎两者合用，具有独特之镇咳化痰作用。用于夜间及黎明平卧则痰涎易于上泛咳嗽之咳嗽，用生龙牡各 15～20 克加入辨证方内，不仅效果显著，睡眠亦佳。用于内伤咳嗽，虚火炎上，咳痰带血，颧红面热，胶痰着于喉间，口干心烦，以生龙牡各 20 克加于辨证方中，疗效亦可。

29. 黄芪应用经验

反复感冒、流涕、咳喘、少气息促、语声低微，配防风益肺；消化系统病伴神疲乏力、脘腹胀满、纳差便溏配淮山药补中。各种脏器下垂伴神疲乏力、喜温喜按、形瘦少气、脉细弱配升麻升阳；水肿皮色㿠白、按之凹陷难复、四肢不温、喜热饮、大便溏泄配汉防己利水；心悸、心胸憋闷或作痛、畏寒肢冷、唇紫暗、脉结代配附子温阳；内外溃疡久不愈、伴神疲少气、面色不华，形体消瘦、舌淡、脉细配蒲公英托毒生肌；头痛头晕、四肢偏瘫手足麻木，唇舌紫暗，脉涩无力配水蛭活血；肌肉关节肿痛麻木，伴体弱易倦、畏寒肢冷的温则舒、舌淡苔白、脉沉细无力配细辛宣痹。

30. 生白术通便

气虚所致腹痛下坠，大便干结，重用生白术 30～60 克，大便干加生地、升麻；大便不干难下或稀软，苔黑灰质滑，脉细弱，属脾阴结脾约，加肉桂、附子、厚朴、干姜温化。白术治便秘全身症状必具脾气虚、面色萎黄、四肢乏力、大腹胀满、言语短气、舌淡胖、脉细软，大便软而不坚形细，虽努责亦不能下，气虚明显加人参、阳虚加桂附、血虚加归芍、肺虚加紫菀杏仁。

31. 熟地治腰痛

熟地黄配细辛，熟地主守，细辛主走为要；二药配伍互制其短而展其长，有补真阴、填骨髓、治腰痛之妙用。有脾胃运化不良应配陈皮、砂仁减少其滋腻碍胃之性。

32. 乌梅治验

乌梅、防风、五味子、甘草、银柴胡治疗各种过敏，风热荨麻疹加金银花、连翘、薄荷、蝉蜕；风寒加麻黄、桂枝、荆芥；血热加紫草、丹皮、白茅根；鼻炎加苍耳子散。对终日不思食，或食而无味，口干少津，舌质嫩红，苔少或无患者，一般助运化药无效，属胃阴虚兼肝乏疏泄，宜用乌梅、宣木瓜、炙甘草加清胃养阴药，服后即开胃。

三、加减心得

（1）手脚麻重用桑枝和天麻。
（2）降脂降压重用红曲、泽泻和山楂。
（3）调经重用当归、香附和川芎。
（4）夜间走路视物模糊重用夜明砂、苍术和石斛。
（5）大便秘结重用肉苁蓉、麻仁、白术可缓解。
（6）发热手和脚六味地黄吃了好。
（7）脉象快慢、停，重用丹参和川芎。
（8）眼珠黄又发烧，重用茵陈蒿。
（9）疟疾一定冷热又发烧，鸡骨常山是要药。
（10）头眩，重用白果、菊花和桂圆。
（11）头晕，重用桂圆和西洋参。
（12）一般头痛用蔓荆子和川芎。
（13）前后头痛重用川芎。
（14）气虚头痛四物加川芎。
（15）血虚头痛重用当归和川芎。
（16）阳虚头痛重用附子和川芎。
（17）神经性头痛重用全蝎、地龙和川芎。

（18）阴虚头痛重用黄精和川芎。

（19）热症头痛重用夏枯草、大黄、川芎。

（20）偏正头痛重用竹茹、天花粉和川芎。

（21）头昏头痛重用荔枝、钩藤、川芎。

（22）产后头痛重用乌药、白芍、川芎。

（23）头风头痛重用苏梗、羌活、白芷、川芎。

（24）外感头痛重用荆芥、白芷、川芎。

（25）失眠重用炒枣仁、琥珀、桂圆。

（26）风寒头痛重用防风、细辛、全蝎、白芷、川芎。

（27）血淋重用连翘、石韦、白茅根。

（28）砂淋重用金钱草、海金砂。

（29）热淋重用白菊花、连翘、白茅根。

（30）浊淋重用竹茹、猪苓、刘寄奴、木通。

（31）浊淋及阴茎痛重用车前子、竹叶、生甘草。

（32）老年便秘重用麻仁、肉苁蓉、熟地。

（33）遗尿重用龙骨、益智仁、山药、桑螵蛸。

（34）老年眼花重用霜桑叶、石斛和黑芝麻。

（35）腰酸痛重用威灵仙、杜仲、续断、青木香、肉苁蓉、石南藤。

（36）湿重腰痛重用薏苡仁、白术、青木香

（37）风湿腰痛重用鸡血藤、伸筋草、炙草乌。

（38）寒湿腰痛重用薏苡仁、制附子、牛膝、金毛狗脊。

（39）产后腰痛重用炒鱼鳔、当归、白芍。

（40）腰腿痛重用桑寄生、牛膝、杜仲、夜交藤。

（41）闪腰疼痛重用骨碎补、当归、杜仲。

（42）腰痛四肢麻木用补骨脂、川牛膝、杜仲、桑枝。

（43）腰背酸痛重用苏木、黄芪、当归、川牛膝、防风。

（44）六味地黄丸或汤滋补肝肾为主。

（45）麦味地黄滋肾、养肝为主。

（46）杞菊地黄肝肾不足为主。

（47）桂附地黄补益肾阳为主。

（48）知柏地黄滋肾阴、降火为主。

（49）明目地黄平肝、滋肾为主。

（50）归芍地黄补肾养阴清热为主。

（51）犀角地黄清热、凉血、止血为主。

（52）一般咳嗽用杏仁、苏子、橘皮、半夏、紫菀、川贝母、桔梗、生姜为引。风寒咳嗽重用麻黄、杏仁、细辛、桔梗、紫菀、款冬花、防风等。风热咳嗽重用金银花、连翘、薄荷、板蓝根、射干、前胡、柴胡、百部、杏仁等。燥咳重用百部、玄参、桑叶、瓜蒌、浙贝母、桔梗、甘草。

（53）肺气虚咳嗽重用人参、黄芪、桂枝、防风、款冬花、五味子等。肺阴虚咳嗽重

用麦冬、天冬、川贝母、百部、天花粉、桑白皮、知母、冬瓜子、五味子等。肺脾气虚咳嗽痰多重用党参、紫菀、半夏、白术、款冬花、茯苓、陈皮、甘草。肺气郁结咳嗽痰多重用苏子、杏仁、炙麻黄、桑白皮、炒白前、紫菀、冬瓜子、枳壳、瓜蒌。痰热壅肺咳嗽重用黄芩、知母、瓜蒌、鱼腥草、枳壳、天花粉、浙贝母、前胡、桔梗等。治痰应需理气，应重视利痰中药的应用，杜绝生痰之源。

（54）失眠多因劳倦思虑，忧愁过度，心脾两脏受损，心伤则心血暗耗，心神失养；脾伤则脾胃不健，水谷精微布化失调，不能生化营血，血虚不能养心；素体虚弱，久病耗气伤血，脏腑失调亦不能养心；还有肾阴耗损，心火独亢，致使心神不宁；亦有因食厚味之品，致使胃失和降，胃不和则睡不安；亦有因受惊恐，心胆、气虚或郁怒伤肝，肝郁化火，肝胆火旺，肝阳上亢，心神不宁等；都可引起不寐。失眠多与心、肝、肾、脾、胃等有关，而心、脾、肾尤为重要。中医辨证审其虚实。虚证是气血不足，心神失养，阴虚火旺，神明不宁多。实证以肝郁化火，热忧心神，或过食辛、甘、油脂，痰多壅滞多见。几种证型介绍如下：

1）心脾不足型：补益心脾，养心安神。用党参、白术、黄芪、远志、五味子、丹参、合欢花、夜交藤、炒枣仁、甘草。

2）阴虚火旺型：滋阴降火、宁心安神。用西洋参、白芍、地黄、丹参、五味子、合欢花、远志、夜交藤、珍珠母、炒枣仁、甘草。

3）气血不足型：补益气血，佐以活血安神。用黄芪、当归、白术、丹参、龙眼肉、炒枣仁、甘草。

4）肝胆郁火型：平肝泻火，清心安神。用白芍、栀子、柴胡、丹参、五味子、夜交藤、珍珠母、合欢花、甘草。

5）痰火内扰型：清热化痰，降气宁神。用黄连、苏子、半夏、浙贝母、枳实、竹茹、麦冬、杏仁、沙参。

6）气郁血瘀型：理气化瘀安神。用柴胡、枳实、香附、川芎、牛膝、当归、丹参、白芍、红花、炒枣仁。

7）肝血虚型：补肝养血安神。用熟地、白芍、川芎、山药、黄芪、麦芽、炒枣仁等。

8）肝火扰心型：清肝泻火。用柴胡、白芍、龙胆草、当归、黄连、黄芩、栀子、夏枯草、竹叶等。

9）心肾不交型：滋肾阴，清心火。用熟地、生地、玄参、黄连、肉桂、炒枣仁等。

10）心胆气虚型：益气镇惊，通窍安神。用人参、珍珠母、茯苓、茯神、石菖蒲、钩藤、炒枣仁、五味子。

第三节 个人验方

1. 治咳喘验方

组成：麻黄6克，杏仁12克，黄芩15克，射干15克，制半夏12克，枳实9克，银杏9克，葶苈子12克，茄子20克，蛤蚧6克，鹅管石20克，胆南星3克，五味子12克，米壳6克，沙参20克，鱼腥草12克，甘草6克，大枣10枚。

功效：主治咳嗽哮喘。

用法用量：水煎服，三日量，一日两次早晚服用。

2. 特效烧伤烫伤膏

组成：黄连、当归、黄柏、大黄、生地、金银花（后下）、槐花（后下）、胡黄连各四两，米壳、土鳖虫、黄芩、五倍子、地榆、紫草（后下）、血竭各三两，棕榈炭、红花（后下）、乳香、没药各二两，白鲜皮、木鳖子（去壳）、血余炭、半边莲、苦参、木瓜、白芷、赤芍、苍术、栀子各一两，川芎、炮山甲、乌梅肉、桃仁各五钱，芝麻油 20 斤，蜂蜡 2 斤。

功效：消肿止痛，促进伤口愈合。

制法：首先油炸饮片成黄棕色，捞出药渣后炼油。炼油成黄棕色至滴水成珠。之后下蜡，把蜂蜡放入油锅中。油稍凉后，放入乳香、没药、血竭。

用法：取适量涂于烧烫伤患处。

3. 乙肝宝

组成：败酱草 30 克，蒲公英 20 克，连翘 20 克，丹参 30 克，柴胡 15 克，郁金 15 克，党参 30 克，枸杞子 20 克，生地 20 克，五味子 15 克，黄芩 15 克，白术 15 克，栀子 10 克，灵芝 10 克，三棱 10 克，莪术 10 克，鳖甲 10 克，大枣 10 个，黄芪 20 克，白芍 15 克，茵陈 20 克，茜草 10 克，土鳖虫 10 克，鸡内金 15 克，冬虫夏草 10 克。

主治：乙型肝炎。

用法用量：三日量，水煎服，一日三次饭后服。10 剂为一个疗程。

4. 治脸上黄斑

组成：生山药 20 克，山茱萸 15 克，生地 20 克，牡丹皮 10 克，当归 10 克，泽泻 6 克，茯苓 6 克，赤芍 10 克，川芎 6 克，白蒺藜 10 克，冬瓜子 15 克，白芷 10 克，白牵牛 6 克，僵蚕 10 克，白芍 10 克，木蝴蝶 10 克。

主治：脸上黄斑。

用法用量：7 剂，水煎服，一日三次。

5. 治甲状腺瘤方

组成：海藻、昆布、半夏各 9 克，夏枯草 15 克，党参 10 克，茯苓 10 克，陈皮 6 克，炮山甲 6 克，延胡索 6 克，肉桂 6 克，牡蛎 12 克。

主治：甲状腺瘤。

用法用量：6 剂，水煎服，一日两次。

6. 腰痛方

组成：黄芪 30 克，当归 12 克，川芎 9 克，白芍 10 克，熟地 15 克，升麻 9 克，乌药 12 克，地龙 12 克；苔厚加威灵仙、细辛；血瘀腰痛加桃仁；肾衰弱加山茱萸、补骨脂、杜仲、续断、菟丝子。

主治：腰痛。

用法用量：1～7 剂，水煎服，一日两次。

7. 白癜风汤剂

组成：白术、茯神、黄芪、龙眼肉、枣仁、当归、远志、木香、甘草；血热型加白茅根、女贞子、槐花、丹皮；血瘀型加核桃仁、红花、三七、丹参；气虚型加人参、黄芪、黄精、五味子、元参；湿热型加茵陈、栀子、龙胆草、藿香、苍术。

主治：白癜风。

用法用量：水煎服，早晚两次服用。

8. 升压灵

组成：西洋参6克，五味子6克，黄芪30克，生熟地各12克，桂枝12克，枳实12克，柴胡12克，仙鹤草20克，甘草9克。

功效：升高血压。

主治：低血压患者。

用法用量：水煎服，日1剂，一日两次早晚服用。

9. 双疗固本丹

组成：党参500克，太子参300克，西洋参200克，五味子300克，生熟地各400克，制何首乌500克，枸杞子300克，山茱萸300克，茯苓400克，泽泻300克，半枝莲500克，紫河车500克，鸡血藤500克，巴戟天300克，肉苁蓉300克，天麦冬各400克，白花蛇舌草500克，山慈菇300克，黄芪300克，附子200克，肉桂200克，黄精200克，大枣300克，昆布200克，甘草60克。

功效：补血养血补气，祛瘀血，升新血，补肾固精。生阳气，养阴扶正祛邪。

适用：放化疗患者。

用法用量：粉碎装胶囊。0.5克/囊。一次6粒，一日三次。

10. 肝宝三效

组成：败酱草30克，山茱萸20克，连翘20克，丹参30克，柴胡15克，郁金15克，党参30克，枸杞子20克，生地20克，五味子15克，黄芩15克，白术15克，栀子10克，灵芝10克，三棱10克，莪术10克，穿山甲12克，黄芪20克，白芍20克，茵陈20克，金银花15克，茜草15克，鸡内金15克，冬虫夏草9克，三仙15克，大枣；甲肝重用茵陈、金银花、连翘、柴胡、郁金；乙肝重用败酱草、蒲公英、茜草、冬虫夏草、灵芝；丙肝重用败酱草、连翘、冬虫夏草、五味子、鳖甲、鸡内金、三仙。

用法用量：以上两日剂量，两日吃完。水煎服，一日两次，饭后服用。

11. 壮阳丹

组成：鹿茸30克，鹿鞭30克，山茱萸30克，巴戟天60克，肉苁蓉60克，枸杞子60克，甲鱼肉（煮熟后焙干）60克，雄蚕蛾30克，鸡内金60克，生地50克。

主治：阳痿早泄。

用法用量：焙干后研成细粉，0.5克/胶囊。一日三次，每次四粒。或制成蜜丸，9克重，一日三次，每次两丸。

12. 催乳灵

组成：紫河车18克，鹿角霜18克，生麦芽18克。

功效：催乳。

用法用量：研成细粉装胶囊，0.5克/胶囊（过80目筛子）100粒，一日三次，每次三粒或四粒。

13. 止痛止痒液（痛痒宁）

组成：川乌、草乌、安息香、蟾酥、冰片、血竭、雄黄、肉桂、丁香、红花。

功效：止痛止痒。

用法：60%酒精浸泡制液体，棉球擦痛痒处。

14. 降血糖血脂方

组成：黄芪 20 克，山药 20 克，天花粉 20 克，丹参 15 克，五味子 12 克，黄精 30 克，泽泻 30 克，决明子 30 克，地骨皮 20 克，何首乌 20 克，生地 20 克，茯苓 15 克，神曲 15 克。

功效：降血糖，降血脂。

用法用量：粉碎成细粉装胶囊，0.5 克/胶囊，一日三次，每次四粒。

15. 降脂灵

组成：决明子、泽泻、神曲、山茱萸、灵芝、山楂、茯苓、山药、陈皮、黄芪、天花粉。

功效：降血脂。

用法用量：粉碎成细粉装胶囊，0.5 克/胶囊，每日三次，每次六粒。

16. 梅核气处方

组成：海浮石、柴胡 20 克，白芷 20 克，香附 20 克，天花粉 20 克，玄参 20 克，射干 15 克，麦冬 15 克，桔梗 20 克，陈皮 15 克。

主治：梅核气。

用法用量：水煎服，一日两次，早晚各一次。7 剂为一个疗程。

17. 延寿丹

组成：人参 250 克，太子参 250 克，守宫 500 克，莱菔子 100 克，浙贝母 500 克，胆南星 300 克，昆布 200 克，制白附子 250 克，瓜蒌仁 250 克，紫海砂 500 克，青黛 300 克，莪术 200 克，姜半夏 250 克，血竭 250 克，山慈菇 500 克，七叶一枝花 500 克，煅龙骨 500 克。

主治：膈食管狭窄。

用法用量：粉碎成细粉装胶囊，0.5 克/胶囊，一日三次，每次四到六粒。

18. 便秘方

组成：肉苁蓉 30 克，熟地 15 克，白芍 15 克，当归 15 克，麻子仁 20 克，柏子仁 20 克，杏仁 15 克，枳实 10 克，沉香 10 克，制大黄 10 克，黄柏 10 克。

主治：便秘。

用法用量：3 剂，水煎服，早晚各一次。

19. 冠心病

组成：党参 30 克，黄芪 30 克，桂枝 10 克，肉桂 10 克，丹参 15 克，川芎 9 克，郁金 12 克，赤芍 12 克，枳壳 12 克。

功效：补心气，温心阳，延心脉。

辨证：心气不足，心阳不振致心脉痹阻。冠心病心绞痛以中老年人多见。一般医生喜欢用活血化瘀方法，但单用活血化瘀方法可以取效一时，还需防止复发。老年患者患冠心病，要以补心气虚为主，心气虚者用党参、黄芪，重则需用人参或西洋参。冠心病要在补心气虚的基础上，选择其他药物。例如，痰浊、迟脉者用瓜蒌、薤白、桂枝；血瘀痹阻者重用丹参、郁金、赤芍等活血化瘀药；心阳不振者用桂枝、肉桂温补心阳；痰瘀互结者祛痰化瘀并用。治中老年病特别是这种中老年病一定要抓住心气虚这个本，一定要治本。

20. 心绞痛方

组成：丹参 30 克，薤白 30 克，瓜蒌 30 克，黄芪 30 克，红花 12 克，郁金 12 克，延胡索 12 克，川芎 12 克，降香 12 克，川楝子 12 克，石菖蒲 12 克，三七 6 克。

功效：活血化瘀，宣肺通阳，理气止痛，养血益气。

用法用量：水煎服，一日二至三次，饭后服。

21. 肝脾肿大方

组成：丹参 30 克，鸡内金 12 克，党参 20 克，鳖甲 15 克，穿山甲 15 克。

功效：软化肝脾，保肝益脾，活血化瘀，软坚理气，改善肝脾血液循环功效。

用法用量：水煎服，一日二次，饭后服。

22. 肝硬化方

组成：丹参 30 克，党参 30 克，鸡内金 30 克，三棱 12 克，莪术 12 克，鳖甲 15 克，穿山甲 15 克，甘草 9 克。

功效：活血化瘀，软坚散结，养血益脾，疏肝理气。

用法用量：水煎服，一日二至三次，饭后服。

23. 肝硬化方

组成：党参 30 克，黄芪 30 克，枸杞子 30 克，灵芝 30 克，柴胡 12 克，败酱草 30 克，三七 6 克，甘草 6 克。

功效：益气养肝，解毒化瘀。有促进肝细胞再生的功效。

用法用量：水煎服，一日二至三次，饭后服。

24. 降脂降压方

组成：泽泻 30 克，山楂 30 克，虎杖 30 克，红曲 30 克，决明子 30 克，枸杞子 20 克，丹参 20 克，灵芝 20 克，菊花 20 克。

功效：活血化瘀，滋阴养血，降血脂，降血压。

用法用量：水煎服，一日二至三次，饭后服。

25. 肾虚血脂高方

组成：桑寄生 30 克，金樱子 30 克，灵芝 30 克，枸杞子 30 克，杜仲 15 克，玄参 15 克，骨碎补 15 克，山药 20 克。

功效：补肾虚，降血脂，降血压，养血益气，健肾补脾。

用法用量：水煎服，一日三次，饭后服。

26. 高血脂便秘失眠方

组成：何首乌 30 克，丹参 30 克，黄精 30 克，大枣 30 克，夜交藤 30 克，琥珀 15 克，当归 15 克，赤芍 15 克，红花 15 克，肉苁蓉 20 克。

主治：高血脂、便秘、失眠。

用法用量：水煎服，一日三次，饭后服。

27. 减肥方

组成：荷叶 30 克，补骨脂 10 克，番泻叶 6 克，大黄 6 克，三七 3 克。

功效：减肥。

用法用量：水煎服，一日三次。

28. 胆结石方

组成：柴胡 20 克，虎杖 20 克，枳壳 15 克，鸡内金 15 克，乌梅肉 20 克，金钱草 30 克，木香 15 克，郁金 15 克，海金沙 30 克。

功效：利胆、排石。

用法用量：水煎服，一日二次，早晚服用。

29. 失眠方其一

组成：龙眼肉 15 克，炒枣仁 20 克，琥珀 15 克。

功效：镇静安神，催眠。

用法用量：水煎服，一日二次。

30. 失眠方其二

组成：何首乌 30 克，桑椹 30 克，知母 15 克，远志 15 克，炒枣仁 15 克。

功效：镇静安神，滋阴养肾，催眠。

用法用量：水煎服，一日二次，早晚服。

31. 肩周炎方

组成：伸筋草 30 克，银花藤 30 克，海风藤 30 克，鸡血藤 30 克，桑寄生 30 克，羌活 15 克，独活 15 克，秦艽 15 克，灵仙 10 克，桂枝 10 克。

功效：活血化瘀，舒筋活络，行气止痛。

用法用量：水煎服，一日二至三次，饭后服。

32. 小肠疝气方

组成：延胡索 6 克，广木香 6 克，茴香 6 克，川楝子 6 克，荔枝核 6 克，橘核 6 克，穿山甲 6 克，全蝎 6 克；左边痛加炒全蝎、穿山甲各 3 克；右边痛加小茴香、广木香各 3 克。

主治：小肠疝气。

用法用量：水煎服，一日二至三次。

33. 妊娠呕吐方

组成：竹茹 9 克，姜半夏 9 克，陈皮 9 克，苏叶 6 克，黄连 3 克，炒砂仁 6 克。

功效：调气和胃，降气止呕。

用法用量：水煎服，一日三次，饭后服。

34. 下肢关节痛方

组成：鸡血藤 30 克，伸筋草 30 克，制草乌 3 克，制川乌 3 克。

功效：驱风，除湿，通经活络，舒筋止痛。

用法用量：水煎服，一日二次，饭后服。

35. 产后腰痛方

组成：鱼鳔炒珠 16 克，黄酒 50 毫升。

主治：产后腰痛。

用法用量：研碎，冲入酒内烧温，连渣服用一日二次服完。

36. 荨麻疹方

组成：乌梢蛇 10 克，蝉衣 10 克，僵蚕 10 克，生地 10 克，连翘 10 克，金银花 10 克，赤芍 10 克，丹皮 10 克，白癣皮 10 克，荆芥 10 克，苦参 10 克，土茯苓 10 克，千里光 10 克。

功效：凉血解毒，燥湿清热，软坚祛风，透疹止痒。

用法用量：水煎服，一日三次，饭后服。

37. 脑血管痉挛性头痛方

组成：苍耳子（去皮炒黄）50 克，细辛 6 克，冰片 3 克，朱砂 1 克。

功效：缓解血管痉挛性头痛。

用法用量：混合研成细粉装胶囊，0.5 克 / 胶囊，每日三次，4 ～ 5 粒，饭后服。

38. 喉痒咳嗽方

组成：薄荷 12 克。

功效：止喉痒咳嗽。

用法用量：加水 500 毫升煎 5 ～ 7 分钟，分 3 次服完。

39. 牙痛方

组成：独活 20 克，石膏 30 克，细辛 9 克；阴虚口干者加生地 20 克；虚热者加地骨皮 15 克；出血者加白茅根 20 克；牙龈烂者加蒲公英 30 克。

功效：清热泻火，解毒止痛。

用法：水煎服。

40. 壮阳方

组成：甲鱼 1000 克，蛤蚧一对，东洋参 60 克，鸡内金 100 克，淫羊藿叶 30 克，巴戟天 30 克，雄蚕蛾 30 克。

功效：益肾壮阳，补元气，兹肾阴。

用法用量：以上原料粉碎制蜜丸，每丸 9 克重，一日两丸，早晚服。

41. 肾结石方

组成：海金沙 30 克，金钱草 30 克，三棱 20 克，莪术 20 克，金银花 20 克，土鳖虫 10 克。

功效：排石止痛，清热解毒。

用法用量：混合研细粉，包 30 包。一日三次，10 日吃完。

42. 坐骨神经痛方

组成：蜈蚣 6 克，干地龙 6 克，酸枣 6 克，僵蚕 20 克，土鳖虫 30 克（醋炒），荆芥 20 克。

主治：坐骨神经痛。

用法用量：共研细粉，每次 10 克，一日三次。

43. 驱蛔虫方

组成：炒使君子 30 克，槟榔 20 克，枳壳 10 克，青皮 15 克。

功效：驱蛔虫。

用法用量：干燥混合药物研成细粉，用醋调服。成人每次 6 克，小儿每次 2 克，早晚空腹服用。

44. 驱蛲虫方

组成：苦楝子 30 克，槟榔 30 克，苦参 20 克，百部 20 克。

功效：驱蛲虫。

用法用量：混合干燥药物研成细粉。成人每次服 10 克，小儿每次服 3 克。早晚空腹服。

45. 驱绦虫方

组成：炒南瓜子去皮 100 克，槟榔去皮醋炙 100 克。

功效：驱绦虫。

用法用量：两药混合研成细粉。成人两日服完，早晚四次空腹服。

46. 头痛方

组成：蔓荆子 12 克，川芎 12 克。

用法用量：水煎服，一日三次，饭后服。

47. 咳嗽方

组成：杏仁 6 克，陈皮 6 克，甘草 6 克；喉痒加薄荷 3 克；咳嗽恶心，加姜半夏；痰多加川贝 3 克。

功效：止咳化痰、镇咳理气。

用法：水煎服。

48. 恶心呕吐方

组成：白萝卜捣汁开水冲服或生姜、半夏、竹茹各 6 克水煎服；神经性呕吐加百合；胃热呕吐加芦根、栀子；胃寒呕吐加砂仁、姜半夏。

49. 三叉神经痛方

组成：白芍 12 克，生牡蛎 12 克，天麻 10 克，石决明 30 克，丹参 15 克，川芎 9 克，炒白蒺藜 9 克，炒枣仁 9 克，甘草 9 克。

功效：活血化瘀，镇痛安神，通瘀止痛，除风定痛。

用法用量：水煎服，一日二至三次。

50. 止汗方

组成：浮小麦 30 克，防风 30 克，黄芪 30 克，桑叶 20 克。

主治：盗汗、汗多。

51. 牡蛎白芍汤

处方：生牡蛎 30 克，石决明 20 克，白芍 20 克，丹参 20 克，甘草 15 克，熟地 18 克，麦冬 18 克。

主治：面部三叉神经痛。

治则：柔肝潜阳息风，养血通络，缓急止痛。

方解：三叉神经痛是神经分流常见的疾病之一，由于其痛如万恶，突发突止疼痛，常伴面部肌肉抽搐。治疗此痛以生牡蛎、石决明为上品，为平肝潜阳专用。选用白芍甘草，取酸甘化阴之功，缓急止痛之效。丹参养血活络，具柔肝潜阳和络息风之功。熟地、麦冬具养血滋阴的功效。

52. 治偏头痛、三叉神经痛

（1）风寒侵袭型

处方：防风 30 克，川芎 30 克，白芷 20 克，细辛 3 克，白蒺藜 30 克，全蝎 12 克，蝉蜕 20 克，延胡索 10 克，甘草 6 克。

治则：散寒温经，疏风止痛。

方解：处方有温经散寒、疏风解痉，与较强的止痛功效。方中防风质润性强是祛风除湿、解痉止痛的良药，能治一切风邪。《日华子本草》说防风可"治三十六般风"。蝉蜕、全蝎配伍可增强疗效。川芎为血中气药，可活血搜风，开郁止痛。川芎上引头目，为治诸头痛的要药，下引血海，为通畅血脉之佳品。白芷散风通窍，除湿止痛，善治各种头痛，尤治阳明经头面走引处头痛。细辛窜透开滞，散风止痛，治头面诸痛。《本草经》曰细辛治"头痛脑动，百节拘挛，风湿痹痛"。现代研究细辛有镇痛和麻醉作用，过量会出现呼吸麻痹甚至死亡。白蒺藜祛风明目，疏肝解郁，引气破瘀，善治目疾头痛，周身发痒，对三叉神经上颌等痛引起眼疾者效果更好。全蝎息风解痉，通经止痛，对偏头痛、三叉神经痛有很好的疗效。并能引导各种风药直达病灶。露蜂房苦甘，可祛风止痛，甘味和胃调中，通引十二经，可升可降，可缓可急，调和诸药，缓急止痛。

（2）胃火上攻型

由于胃热熏蒸，风火升腾而引起症状使面颊部阵发性灼热样疼痛。面红目赤，牙痛齿肿，口臭发干，脉洪数，舌红有黄苔。

处方：石膏 30 克，知母 15 克，白芍 30 克，防风 30 克，川芎 20 克，白蒺藜 30 克，白芷 20 克，蝉蜕 20 克，延胡索 15 克，甘草 6 克。

治则：清胃泻火，散风止痛。

方解：此方有清热降胃火、祛风止痛功效。方中石膏是大寒之品，具有辛散功效，外可解肌之热，内可清肺胃之火，是清胃降火之主药。治疗胃火升腾所引起的头痛很好。张锡纯指出"石膏凉而能散，外感有实热者放心用之，胜似金丹"。知母甘苦而寒，上能清肺热，中能清胃火，下能泻相火，与石膏配伍可增强清胃火治头痛的作用。生白芍养肝柔筋缓急止痛。延胡索行气活血，通畅血脉，是止痛良药。治周身上下诸痛，以上诸药合用，能增强止痛效果。一般应用 2～3 剂后，疼痛即可减轻。

（3）阴虚阳亢型

本病由于阴津亏损，虚火上炎所致，症状体虚形瘦，灼热口渴，失眠健忘，劳累易发，发作时抽搐样疼痛，面颊潮红，有紧表感觉，便秘咽干，脉细数，舌红少津。

处方：旱莲草 30 克，生白芍 30 克，川芎 30 克，白蒺藜 30 克，白芷 20 克，生山药 20 克，女贞子 20 克，蝉蜕 15 克，延胡索 15 克，甘草 6 克。

治则：育阴潜阳，息风止痛。

方解：处方为育阴潜阳方剂，方中旱莲草滋养肝肾，止血明目，可治肝肾阴虚，阳亢引起的症状，凡肝肾阴虚症都应用。女贞子为清补之品，长于补肝肾阴虚。《本草备要》曰女贞子能"益肝肾，安五脏，明耳目"。山药补肾气，健脾胃，养阴而不腻，健脾而不燥，可滋阴潜阳。白芍敛阴柔肝，补肝阴不足，抑虚阳上亢，缓急止痛。凡肝阴不足，肝阳上亢引起的头晕头痛，均有较好的疗效。诸药并用，止痛效果最佳。

第四节　名方应用心得

（一）百麦安神汤治神经官能症（神经衰弱）

处方：百合 30 克，浮小麦 30 克，莲子 20 克，首乌藤 15 克，大枣 6 个，甘草 6 克。

用法用量：上药以温水泡半小时，加 500 毫升水，煮沸 20 分钟取汁。上午 4 次，下午 4 次，晚饭后饮一次饮完。

处方加减：兼气郁者加合欢花 30 克；兼痰浊者加竹茹 12 克、生姜 6 克；兼湿阻者加藿香、荷梗各 12 克。

方解：本方以甘麦大枣汤合百合汤再加莲肉、首乌藤。以浮小麦、大枣、甘草益心脾之气，以莲肉、百合养血合营；以百合微寒之性，清内蕴之虚热，且浮小麦、百合、莲子、首乌藤、大枣诸药，均有安神定志功效。诸药合用，共奏养心阴、益心气、清虚热、安神定志的功效。

（二）独活寄生汤加减治出血型坐骨神经痛

独活寄生汤出自《备急千金药方》，原方共15味药。祛风除湿，温经止痛，补益肝胃，滋养气血，属扶正祛邪、标本同治的经典方。千百年来，运用至今，疗效显著。

1. 风寒湿痹型

常固风寒而发，邪阻经络，稽留腠理，以单侧下侧患病较多，初起有腰背僵直致困或关节疼痛，相继出现患肢疼痛，延膀胱经和胆经在下肢走引向下放散（坐骨神经走引处，有明显压痛点）。症状可轻可重。轻时可下床走路，伸展自如，重时步履艰难，抬腿不便，卧床不起，疼痛难忍。患肢有麻木酸楚和似虫行等异常感觉。劳累受寒均可加重，苔白，脉多浮数。

处方：独活15克，桑寄生20克，川牛膝20克，川芎20克，当归15克，延胡索15克，威灵仙30克，鸡血藤20克，桂枝15克，防风15克，海风藤20克，伸筋草20克，乌梢蛇30克，薏苡仁20克，甘草6克。

治则：祛风散寒，温经活络，除湿止痛。

方解：《本草方目录》称独活"疗诸贼风，百节痛风，无新火者"。现代研究，独活有治关节炎、镇静镇痛等作用。桑寄生不热不寒，是桑树之余气而生，质厚而柔润，即可祛风湿，通经络，利关节，止痹痛，又兼补肝肾，强腰膝，是本方的主要药品。川牛膝活血祛瘀，通利下肢关节，善治下肢寒湿痿痹及坐骨神经痛。对四肢拘挛，膝痛不能伸屈者，很有功效。配当归能发挥行气活血、通络止痛之效。川芎辛温香窜，祛风止痛，上引巅顶，下入血海，通四肢走皮毛。延胡索为止痛良药，引气血，通经络，活周身诸痛。《本草纲目》曰"延胡索能治血中气滞，气中血滞"，专治一身上下诸痛。现代研究延胡索能明显提高痛阈，治疗神经痛等症功效迅速。威灵仙善引通利，无处不到，可行十二经络，宜通五脏，外能祛表之风，内可化里之湿，对四肢麻木、疼痛疗效最好，对下肢疼痛效果尤速。鸡血藤可温经通络，流畅气血，补血活血，舒经活络，对腰膝疼痛、风湿痹痛有好的功效。桂枝辛温，散寒止痛，宣通闭塞，祛风除湿，通血脉，止痹痛，对关节痛、神经痛都功效很好。防风性温而质润，是祛风之圣药，能治一身之风症，用在此处可增加祛风止痛功效。海风藤祛风通络，是治疗风寒湿痹的常用药。对阴雨天加重的痹痛用之更好。伸筋草善于舒经活络，祛风湿，对痹痛引起的关节伸屈不利及坐骨神经痛不能伸腿者，效果显著（本品要大量使用30克以上才效果显著）。薏苡仁可健脾利湿排脓，舒筋，用在此处，是在发挥其消除肌肉，筋骨之湿邪的作用。实践证明其与诸药配合使用有良效。甘草调和诸药，缓急止痛。上述诸药相互配合，治疗风寒湿痹型坐骨神经痛有显著的疗效。

2. 气血瘀滞型

本型多是经络瘀滞，气血痹阻，疼痛绵绵不止，时则增剧，下肢麻木不仁，伸屈不利，痛是固定不移，触点压更剧，入夜尤甚，郁气血滞，可加重疼痛，舌淡紫暗有瘀点，脉多弦涩。本病型多见于梅毒、结核、子宫附件炎或感染性疾患引起的坐骨神经痛。

处方：独活12克，桑寄生12克，川牛膝20克，当归15克，乌蛇20克，鸡血藤12克，桂枝12克，川芎20克，乳香10克，没药10克，桃仁10克，红花9克，延胡索9克，威灵仙30克，甘草6克。

治则：温经活血，化瘀止痛。

方解：本方是在独活寄生汤的基础上加减而成，是针对有瘀血症状的坐骨神经痛。按痹痛用药外，还加活血化瘀之品，达到活血止痛的目的。方中乳香、没药均能化瘀通经，伸展经络。乳香偏于行气活血，没药偏于散瘀活血，临床上二药常相互应用增强疗效。桃仁、红花均为活血化瘀药，而红花辛散温通，活血调经，祛瘀止痛，引血力强，偏于治全身瘀血且无定处者。桃仁破血引瘀，逐瘀力强，偏于局部和有形瘀在下部者。临床常把二药相互配伍应用，取其特长互相协助合而效助。延胡索、威灵仙等前方已述（略）。

3. 肝肾不足型

本病症日久疼痛缠绵，邪留肌腠，脏腑经络失养，至肝肾亏虚，形体羸瘦，皮肤枯槁，患肢麻木拘挛，伸屈不利，遇冷或劳累后加重，舌质淡，脉细。此症型由于肿瘤、机体病、糖尿病等慢性疾患或慢性风湿病可引起。

处方：独活 12 克，桑寄生 12 克，川牛膝 20 克，薏苡仁 30 克，狗脊 12 克，防风 12 克，威灵仙 12 克，鹿衔草 12 克，杜仲 12 克，续断 20 克，菟丝子 12 克，当归 12 克，熟地 12 克，白芍 12 克，川芎 12 克，桂枝 9 克，甘草 6 克。

治则：补益肝肾，养血通络。

方解：本方主治痹病日久，气血亏虚，肝肾不足，经脉失养引起的坐骨神经痛。方中独活、防风、狗脊、薏苡仁、威灵仙能搜刮筋骨风湿，并能止痛。桑寄生不热不寒，为方中祛风益血补肝肾之要药。狗脊补肝肾，强腰膝，祛风湿，止疼痛，与桑寄生配用效果更显著。鹿衔草祛风湿，健筋骨，并能补肾，对风湿痹痛、筋骨痿软有效。二药配伍既补肝肾，又治风寒湿痹。续断性温，归肝肾经，可养肝肾强筋骨，通利血脉，与杜仲合用，疗效更好。菟丝子补肝肾，强腰膝，性平质润，补而不峻，温而不燥，虚可补，实可利，寒可以温，热可凉，为平补佳品，这里用来增强补肝肾之功。当归、白芍、熟地补血、养血、和血。川芎、桂枝温通经脉，兼助祛风散寒之力。诸药合用可使病邪得去、血得充、肝肾得补，其病自去。本方对肝肾不足偏生之坐骨神经痛，特别是疼痛日久患者效果甚好。

第五节　养生心得

首先请记住我的三句话对你有益处：要想有个好身体，完全要靠你自己；要想你的身体健康，坚持锻炼要经常；只有你的身体健康，才能实现你的梦想。

接下来从头到脚谈谈个人如何做好保健。

（1）摇摇头、两侧弯，到老不得脑血栓。摇摇头、两侧歪，到老不得脑梗塞。摇头促使颈动脉活血化瘀，预防颈动脉狭窄，不长斑点和斑块。颈动脉斑块脱落上行至脑部，会形成脑血管阻塞成为脑梗。形容脑血栓患者有个顺口溜：脑血栓，最可怜，头也弯，嘴也歪，口流痰，脚划环，你说可怜不可怜。人的大脑非常重要，但是不能像心脏那样安装支架或起搏器、搭桥等。心脏甚至可以被更换。但是换一个头就不行了。头不能换，只好保健。

（2）预防脑颈动脉狭窄用两手掌用力按摩两侧脖颈 60～100 次可促使颈动脉活血化瘀达到动脉有张力和收缩力，使得血液畅通，预防脑梗死和脑血栓。

（3）人到老也要用而脑，不用脑老了就会健忘，常用脑可以促进脑细胞活化。

（4）常用双手指梳头，再用十指梢用力挠头。挠头促使脑管通畅。

（5）颈椎增生一是受风，二是睡眠沉把颈椎拉伤。要想颈椎不增生，晚上睡觉脖子底下不能空。一空累了睡的沉，颈椎拉伤就增生。

（6）经常用力向后仰头，老了吃饭下咽就顺流，不得食管瘤。牵拉食管，增强食管弹性抗老化。

（7）胸椎有胸腺，能增强人的免疫功能，要想你的免疫功能好，用拳头把胸椎捣一捣。

（8）用两手用力舒两肋骨下，促使肝脏胰脏活血化瘀，增强韧性和抗病能力。

（9）要想你的脾胃好，吃饭细嚼八分饱。

（10）练腰健肾要立正站好，两脚与肩同宽，两手拇指按两腰处转腰，左右转 20～30 次。双手上下摩擦肾俞处 15～30 次。

（11）用双手两中指按摩鼻子两侧上下按摩建奇功，到老鼻子通。上下扣齿转舌最为妙，到老牙不掉。

（12）双手握住两膝盖半蹲转一转膝，最重要拍打膝盖。坚持天天走，活到九十九。

（13）要想晚上睡的好，睡前一定烫烫脚。按摩涌泉穴，躺下静心就能睡。

（14）管好你的嘴，迈开你的腿，到老不得糖尿病。

（15）坚持七个少：少吃油，少吃盐，少吃糖，少吸烟，少酗酒，少熬夜，少生气。

（16）老年人走路要抬高脚，重落地，走起路来就有力，防止老了踔跤嘴啃地。

（17）经常提提肛，到老不会长痔疮。

（18）要想不便秘常吃菠菜、香蕉和蜂蜜。常吃核桃和大枣，健脾又健脑。常吃木耳和银耳，降低胆固醇。

（19）女同志听我言，经常拍打小肚和丹田，到老不得子宫盆腔炎。

（20）感冒快要好，不能去洗澡。

（21）春季养生注意五点：春天人体阳气渐趋于表，皮肤舒展，末梢血液供应增多，汗腺分泌也增多，身体各器官负荷加大，这时千万不可贪图睡懒觉，应早睡早起；饮食选用辛甘、微温之品，避免吃油腻生冷之食品；注意情志养生，保持乐观，使肝气顺达，起到防病保健作用；入春后要适应阳气升发的特点，加强运动锻炼，让机体吐故纳新，使筋骨得到舒展；春季气候变化无常，忽冷忽热，加上人们用冬衣捂了一冬，代谢功能较弱，不能迅速调节体温，如果衣着薄，易感染疾病，高血压和心脏疾病患者更应注意防寒保暖。

（22）春季慢性病易发作，肺心病、哮喘病、气管炎、胆结石等都有发作加重的可能，应特别注意。初春风较大，变化无常，给各种病毒带来可乘之机，应注意预防。

（23）夏季养生重在养心。中医认为五脏之中心属火，汗为心之液，若暑邪伤神，会使人体温调解失去平衡，大量蓄热，耗气伤津，引起中暑等证。夏天新陈代谢旺盛，血液循环加快，心脏负担加重，汗血同源，人大量出汗，机体水分减少，使血容量下降，血液变得稠黏，特别是老年人，体弱患高血压，心脏病者易导致心衰、心肌梗死和脑中风等发作。为避免上述意外发生，夏季必须保证充足睡眠和休息，不可过于劳累。夏季是皮肤病多发季节，如疮疡、痈疽、是火热毒邪引发。中医认为"诸痛疮痒皆属于心"，治疗应以清心利尿、泻火解毒为主。同时应重视饮食调养，宜清淡爽口，少油腻，吃易消化食物，宜吃水果特别是苦瓜、米醋、西红柿等带酸味食品。可取西洋参 3 克，麦冬、五味子、荷叶、莲子各 5 克，用水煎服，每剂三天，可益气、养阴、养心、宁神。

（24）初秋夏日暑热未消气温仍很高，但早晚天气又逐渐变凉，要注意防止凉气的侵袭。中医认为燥邪易伤肺，因此秋季养生保健重在养肺，治鼻病以护肺，通腑气以清肺，常欢笑以益肺，重饮食以润肺。食疗润肺用百合、银耳、燕窝、山药、秋梨、芡实、蜂蜜等。

（25）冬季气候寒冷阳气潜藏，阴气盛极万物收藏。人体新陈代谢也处于相对缓慢的水平，尤其是老年人由于脏腑功能衰退体温调节能力与耐寒能力下降，因此要想平安度过寒冬必须重视"五暖"：头暖，头是诸阳之会，头部裸露，必然受寒冷的刺激，会使血管收缩，肌肉紧张，易引起头痛，伤风感冒等病；暖背，背为阳中之阳，是足太阳膀胱经循行的重要部位，此经主一身之表，好比篱笆一样起着防邪入侵的作用。特别是患过敏性鼻炎、风湿病、慢性支气管炎、十二指肠溃疡及心血管病的老年人，暖背尤其重要；身暖，到了冬天老人要及时增加衣服，注意身体保暖，勿让寒气侵入体内。平时应多到室外活动，使血管血液畅通，以适应外界气温的变化，增强耐寒能力；脚暖，俗话说"寒从脚上起"。脚是人的第二心脏，一旦脚部受寒，可反射性地引起上呼吸道，黏膜内毛细血管收缩。脚受凉会引起胃痛、腰腿痛、男子阳痿、女子经痛等病，所以严冬一定注意脚的保暖；室暖，在冬季大多数老人活动减少，在室内逗留时间较长。当室内温度降至16℃以下时，易受寒邪侵袭。冬季老人的居室内一定保持室内温度在18～25℃，湿度40%～50%。

第二章 学术研究

第一节 药物炮制与临床应用研究

炮制是药物在中医临床辨证施治应用前必要的加工过程，炮制与临床疗效有密切关系。中药炮制工艺是否合理，方法是否恰当，都会直接影响临床疗效。

中医非常重视人体本身的统一性、完整性及其与自然界的相互关系，同时也很注意患者的个体差异，辨证施治是中医诊治疾病的法则。从诊断到治疗整个过程，中医都要考虑人体的阴阳盛衰、脏腑气血的虚实变化、气候和环境及生活起居对人体的影响。因此，治则治法、遣方用药都必需根据这些情况，针对患者的具体病证作出正确决定，而中药的性能和作用无有不偏，利害相随，不能完全适合中医临床治疗的需要，这就需要通过炮制来调整药性引导药性直达病所，所以中医运用中药基本上都以炮制后的饮片配方。

中药由于成分复杂，因而常常是一药多效，但中医治病往往不是要利用药物的所有作用，而是根据病情有所选择，需要通过炮制药物对原有性能予以取舍，权衡损益，使某些作用突出，某些作用减弱，充分发挥药物的治疗作用，避免不利因素，力求符合疾病的实际治疗的要求。如用何首乌补肝肾、填精血时，就需要将生首乌制成熟首乌，以免因滑肠作用伤及脾胃，导致未补其虚，先伤其正。

疾病的发生发展是多变的，脏腑的属性、喜恶、生理、病理亦有不同，用药时必须考虑这些因素。例如，伤寒病，因开始感受的是寒邪容易损阳，也易伤中，所以立方用药都要注意保存阳气和顾护脾胃。张仲景治伤寒阳明病传经热邪的白虎汤、调胃承气汤，尽管为清泄剂，而甘草则要求炙用。因为方中用甘草之目的不是清热泻火而是为了顾护脾胃，防止石膏、知母或大黄、芒硝大寒伤中。再如温病，开始就是感受热邪，热邪最易伤阴，所以吴鞠通用白虎汤治太阴温病，方中甘草要求生用。因温邪上受，首先犯肺，肺胃经脉相通，可顺传于胃，致使肺胃同病，其热邪颇盛，用生甘草既可增强泻热作用，可以甘凉生津，兼和脾胃。又如脾与胃相为表里，同属中焦，为后天之本，气血生化之源，但脾气主升，胃气宜降；脾喜燥恶湿，喜温恶寒；胃喜润恶燥，喜凉恶热；脾主运化，胃主受纳；脾病多虚寒，胃病多亢燥，健脾之药多温燥，养胃之药多凉润，所以治脾病的同时，也应考虑胃腑的特点，才能使脾健胃和，共同完成腐熟水谷运化水谷精微的功能。当脾虚内湿较盛时，苍术为常用药，但宜制用。因湿为阴邪，其性黏滞，难以速除，又因脾虚运化无权，水湿容易停滞中焦，反过来，湿盛又易困脾，降低脾土的运化功能。所以脾虚湿困的病证，疗程较长，用药时间较久。苍术温燥之性甚强，虽能燥湿运脾，但久服过于温燥，容易伤胃阴，助胃热，顾此失彼。苍术制后燥性缓和，且有焦香气，健运脾土的作用增强，就能达到慢病缓治的用药要求。

气候、环境不同，对用药要求也不同。例如，春季气候转暖，夏季气候炎热，腠理疏松，用药不宜过于燥热和辛散；秋季气候转凉，空气干燥，用药不宜过燥；冬季气候寒冷，腠理致密，用药不宜过于寒凉。北方气候干燥，用药偏润；南方气候炎热潮湿，用药不宜过于滋腻。

北方人一般禀赋较强，要求药力较猛，若药力太弱则药不胜病；南方人一般禀赋较弱，用药较清淡，若药力过猛，则易伤正气。为了适应气候、环境的差异，就需要通过炮制来调整中药性能。例如，外感风寒，麻黄在冬秋季宜生用，春夏季宜用麻黄绒。紫苏在秋冬季宜用苏叶，取其发汗解表力强；夏季用苏梗，取其发汗力弱，以免过汗，同时又能理气化湿。

由此可知，中药必须经过炮制，才能适应中医辨证论治、灵活用药的要求。

在古代，中医是医药一体，很多医家既有丰富的临床经验，又对中药有深入的研究。他们在运用中药时，非常注意不同炮制方法对药物疗效的影响。例如，明代《医学入门》在叙述栀子不同药用部位的功效时云："用仁去心胸热，用皮去肌表热，寻常生用。"清代《本草便读》又谓："栀子炒焦入血，炒黑则能清血分郁热。"清代《本经逢原》在论述香附各种炮制方法与疗效的关系时指出："入血分补虚童便浸炒；调气盐水浸炒；行经络酒浸炒；消积聚醋浸炒；气血不调，胸膈不利，则四者兼制；肥盛多痰，姜汁浸炒；止崩漏血，便制炒黑；走表药中，则生用之。"由此可见，中药炮制是中医长期临床用药经验的总结。炮制工艺的确定应以临床需求为依据。因此在中医药文献中记载较多。例如，宋代《太平圣惠方》就有"炮制失其体性，筛罗粗恶，分剂差殊，虽有疗疾之名，永无必愈之效，是以医者必须殷勤注意"。说的就是中药炮制与疗效的关系，如果炮制不合法度，就会失去固有的性能，对临床治疗而言是有名无实，达不到治病的作用。明代《本草蒙筌》又载："凡药制造，贵在适中，不及则功效难求，太过则气味反失"，这表明了严格掌握炮制质量标准的重要性。清代《修事指南》又载："炮制不明，药性不确，则汤方无准，而病症不验也。"这都指明了炮制与药性、炮制与临床疗效的密切关系。

一、毒　性　药

中医传统理论对"毒性"的认识分为广义与狭义。广义上将"毒药"作为药物的总称，认为凡药皆有毒。中医药传统理论认为中药都有各自的偏性，以偏纠偏调节脏腑功能，纠正机体的阴阳偏盛偏衰，达到治病目的。比如《景岳全书·类经》对中药的毒性概括如下"药以治病，因毒为能，所谓毒者，因气味之有偏也。盖气味之正者，谷食之属是也；所以养人之正气；气味之偏者，药饵之属也，所以去人之邪气。故曰毒药攻邪也。……是凡可辟邪安正者，均可称为毒药"。狭义上对"毒性"的认识即特指其毒副作用。

清代徐大椿说"凡物气厚力大者，无有不偏，偏者有利必有害，欲取其利而去其害，则用法以制之"。因此，临床应用中药需加工炮制取其疗效，去其毒害。

下面就中药炮制解毒去毒原理与方法作分类阐述。

1. 净制解毒去毒

净制是除去中药材杂质和非入药部分，使其达到药用纯度和标准，选好入药部分，来达到安全用药目的的炮制方法。例如，《本草蒙筌》中记载蕲蛇去头足，《本草纲目》中记载斑蝥去头、足、翅方可入药。传统医学认为，人参"去芦免吐"，山茱萸"去核免滑"等。这是古人用中药实践的总结。现代药理学研究表明，蕲蛇的头部毒腺中含有大量溶血性毒性成分。净制除去蕲蛇的头、尾入药是安全合理的炮制方法，达到了解毒去毒的目的。

2. 炒制解毒去毒

（1）清炒：不加任何辅料炒某种药饮片达到解毒去毒。例如，苍耳子，药理研究其所含毒蛋白是主要有毒成分。通过上锅炒至黄或焦黄色，可使苍耳子中脂肪内中所含毒蛋白变性，凝固在细胞中不被溶出，而达到解毒去毒，使之用药安全有效。

（2）加辅料炒：如米炒斑蝥的解毒炮制方法。因斑蝥中含有毒性物质斑蝥素，有强烈的刺激性，一般只能外用。必须炮制后才能口服入药。斑蝥素在84℃开始升华，其升华点为110℃，米炒时锅的温度为120℃，正适合于斑蝥素的升华，达到了解毒去毒安全有效的药用目的。

（3）砂炒：如马钱子含有毒成分为马钱子碱和番木鳖碱，两者既是有毒成分又是有效成分。马钱子经砂炒后，士的宁的含量下降最少，马钱子碱下降最多。通过砂炒可除去疗效低毒性大的马钱子碱，保留毒性小疗效好的士的宁，达到临床中医用药安全有效的目的。

3. 加辅料制解毒去毒

在传统中药炮制中，加入不同辅料，利用辅料与药物有毒成分相结合达到解毒消除药物毒副作用的目的。

（1）用豆腐解毒去毒：因豆腐中所含蛋白质为两性化合物，可分解生物碱，与鞣质及重金属结合产生沉淀，从而达到降低或消除毒副作用的目的。另外豆腐经水煮制后形成多孔性凝固蛋白，具有良好的吸附作用。例如，中药藤黄、硫黄等就是用豆腐炮制后用于临床，达到安全有效的。

（2）米醋解毒去毒：利用米醋炙药，达到解毒去毒。利用醋中有机酸与毒性物质结合的特点和性质来解毒。例如，甘遂、大戟、芫花等中药，皆为峻下逐水中药，毒性较强，在我国宋代就开始用米醋制其毒了。现代研究显示，大戟所含的毒性成分为三萜类化合物和大戟苷等。三萜类化合物有类似巴豆油及斑蝥素刺激不良反应。与醋酸作用后生成的衍生物则失去了刺激性不良反应。因此用米醋炮制后的甘遂、大戟、商陆其泻下作用和毒副作用均明显减弱。

（3）甘草解毒去毒：利用甘草解毒，解除药物毒性，在中医药学上应用很广。现代药理研究，甘草解毒的机理有两方面。①吸附作用：甘草中主要成分甘草甜素具有类似活性炭样的吸附作用，可通过吸附毒性物质而达到降低药物毒副作用。例如，甘草溶液煮或浸泡远志、半夏和吴茱萸等，能缓和药性，降低毒性。据文献报道，300毫克甘草甜素吸附作用率为35%～89%，随甘草甜素不断增加，其吸附作用也逐渐增强。②甘草甜素与毒性物质的结合作用：甘草甜素水解生成的葡萄糖醛酸，可与很多类型的毒素结合。现代药理研究，甘草甜素对破伤风毒素、蛇毒、细菌毒素及药物、食物中毒，均具有一定的解毒功能。

（4）明矾解毒去毒：明矾为复盐，在水中可解离出 Al^{3+}，Al^{3+} 进一步可水解成为凝胶状的 $Al(OH)_3$，其本身带有电荷并具有一定的吸附作用，可吸附毒性生物碱及苷类等成分而达到解毒的目的。例如，明矾制半夏、乌头、天南星等。明矾可使乌头碱在水中发生沉淀而加快对毒性物质的消除。有人对不同炮制方法炮制的半夏进行比较，结果生半夏毒性最强。对于黏膜具有强烈的刺激作用。以下毒性依次为明矾水漂半夏＞姜半夏＞蒸半夏＞明矾制半夏。证明明矾解除半夏毒性作用最强。

4. 煮、蒸制解毒去毒

该法即在有毒性中药中加入清水煮或蒸的炮制方法以达到降低或消除毒性的方法，如川乌、草乌、附子等。川乌、草乌主要含有乌头碱，毒性较大，川乌、草乌化学成分属于双酯型生物碱，性质不稳定，遇水加热被水解为苯甲酰单脂型生物碱，再进一步水解为亲水型氨基醇类乌头原碱，从而降低了毒性。所以中医处方中有川乌、草乌时，医生必定要嘱咐患者在煎药时要多煎一段时间，目的是为了服药安全有效。

5. 焯制解毒去毒

苦杏仁多用焯法炮制。因苦杏仁中含有毒性成分。经沸水投入，再沸腾捞出杏仁，去皮入药。苦杏仁以加热炮制后，可以杀灭苦杏仁中的酶，保存杏仁有效成分苷。苦杏仁苷在人体内，服后在胃酸的作用下缓慢分解产生适量的氢氰酸起到止咳平喘作用，而不至引起中毒。经验：①干热法温度110%能破坏苦杏仁酶。②焯法：用苦杏量10倍水煮烫5分钟。③蒸法：流通蒸气，再维持30分钟也能有效稳定苦杏仁的含量。④微波：温度80℃加热4～5分钟苦杏仁酶完全灭活，苦杏仁苷不受损失。

6. 复制解毒去毒

将净选后的中药加入一种或数种辅料，按规定操作程序，反复炮制的方法称为复制。复制能降低毒性，改变药性，增强药物疗效，矫味、祛臭。例如，半夏中含有刺激性苷及苷元、龙胆酸，有毒成分不溶或难溶于水，可用辅料解毒，并缩短水中浸泡时间以免有效成分损失。半夏或制半夏镇咳、镇吐作用明显，其炮制品还具有破坏瘤细胞的作用。毒理学研究证明，半夏各炮制品均能消除刺激咽喉而导致失音的不良反应。经验证明：用高压蒸2h可消除半夏麻辣味。

7. 去油制霜解毒去毒

将药物经过去油制成松散粉末或析出细小结晶或升华、煎熬成粉渣的方法。例如，巴豆、千金子、柏子仁去油成霜；信石、砒霜升华成霜；西瓜霜渗析成霜；鹿角霜煎熬处理后成霜；巴豆中含有溶解红细胞的脂肪油，具有强烈的泻下作用和刺激性，为了保证用药安全有效，必须制成霜。巴豆霜含脂肪油量应为18%～20%。研究表明：在稀释以前采用炒黄或蒸热处理巴豆仁，或在稀释前110℃烘烤2小时或纸裹煨的方法，既保持了传统巴豆霜的特色，又便于控制油脂的含量。

8. 水飞解毒去毒

水飞是将某些不溶于水的矿物药，利用粗细粉末在水中悬浮性不同，分离制备极细腻粉末的方法。水飞可以除去杂质清洁药物，除去可溶于水的毒性物质（如砷、汞）等，如飞雄黄、朱砂等。雄黄主要成分含硫化砷，夹杂有剧毒化合物 As_2O_3，临床用药需经过炮制以降低或消除 As_2O_3。水飞法能降低雄黄中 As_2O_3 的含量。研究发现，雄黄在空气中受热，当温度上升到180～220℃时，大量转化生成 As_2O_3，毒性增强，故雄黄不能在有氧情况下加热炮制，水飞后宜低温干燥或晾干。

9. 提净解毒去毒

某些矿物药，特别是一些可溶性无机盐类药物，经过溶解、过滤除去杂质后，再进行重结晶，进一步纯净药物称为提净法。此法可以达到缓和药性，降低毒性的目的。例如，硇砂，为不规则结晶粒状或块状，质坚而脆，断面平滑光亮，具玻璃样光泽，主要含氧化钠，此外尚含 Fe^{2+}、Fe^{3+}、Mg^{2+}、S^{2-} 及 SO_4^{2-} 等离子。现代研究，它在胃酸的作用下会产生硫化氢，当游离的硫化氢在血液中来不及氧化时就会引起全身中毒反应。紫硇砂经炮制后，硫、铁、钙离子含量降低，毒性也降低。紫硇砂生品对小白鼠肉瘤抑制效果较好，其次是醋制品和水制品。而白硇砂没有抑制作用，且毒性较大，应区别用药。若作抗癌药以生品紫硇砂为好。

可见，中药经过加工炮制，可以达到科学制毒的目的。各种加工炮制方法可以单独应用也可以联合应用。炮制基本原则的确定应考虑到药物本身的性质、毒性、毒理与药效关系，既要保证用药安全，也要保证临床疗效。

下面分述一些常用毒性药的炮制与应用。

（一）斑　蝥

1. 来源

斑蝥为芫青科昆虫南方大斑蝥或黄黑小斑蝥的干燥虫体，性味辛寒有大毒。由于毒性较大，历代文献记载，都要经过炮制后应用临床。

2. 炮制方法

（1）米炒

1）取净斑蝥与米拌炒，至米呈棕黄色，取出，除去头、翅。每净斑蝥 100 千克，用米 20 千克。

2）将米置锅内加热，喷水少许，至米贴锅上，待烟冒出时，放入斑蝥轻轻翻炒，至米成棕黄色取出，除去米粒及足翅。

3）先将大米或小米清水浸湿后，在锅内均匀的铺一层，文火加热待冒烟时，迅即倒入净斑蝥，用笤帚在米上轻轻翻动，熏炒至变色时，及时并轻轻将斑蝥扫出，筛去焦米，放凉。每净斑蝥 100 千克，用大米或小米 20 千克。

4）取生斑蝥，先将糯米在锅中炒热。按每 100 千克斑蝥用糯米 20 千克的比例，在锅中拌炒，炒至斑蝥呈老黄色，取出，筛去米，冷却后入药。

（2）烘焙

将净斑蝥置恒温干燥箱内，120℃加热 35 分钟，取出，放凉。

（3）焙制

取斑蝥与大米同焙炒至米呈焦黄色，筛去米，除去足、翅即可。

（4）甘草、糯米炒

取斑蝥去头、足、翅，用甘草煎水泡过，晒干。再用糯米 1 千克同炒，至米呈金黄色，去掉已炒黄之糯米，另换糯米 1 千克，再炒至米呈金黄色，如此反复操作，10 次为止。每净斑蝥 100 千克，用甘草 18 千克，糯米 1000 千克。

（5）烤制

将米与斑蝥拌匀。同时预热烤箱，当预热到 110℃时，将铺好烤盘的斑蝥放入烤箱，烤制 20 分钟后，取出。每净斑蝥 100 千克，用米 20 千克。

3. 功能与主治

攻毒，破血，引赤，发泡。用于狂犬病，肝癌；外治神经性皮炎、寻常疣、颈淋巴结核。

4. 用法用量

0.05～0.1 克，炮制后煎服；外用生品适量，研末或酒浸，醋涂患处，不宜大面积应用。

5. 处方应付

处方写生付生斑蝥，写米炒付炒斑蝥。

6. 药理作用

斑蝥素有抗癌作用，尤其对小鼠腹水型肝癌及网状细胞肉瘤有抑制作用，它能抑制癌细胞蛋白质的合成，从而抑制其生长分化。斑蝥素的各种衍生物能刺激骨髓而有升高白细胞的作用。斑蝥素还有免疫增强作用、抗病毒、抗菌作用及促雌激素样作用。斑蝥素对家兔实验踝关节炎有明显消肿作用。此外，斑蝥素可刺激人和动物皮肤发红起泡。

7. 临床应用

（1）治疗风湿痛、神经痛等

用斑蝥贴敷穴位治疗四肢关节、腰背部的风湿痛（包括职业性良性关节炎、肌纤维炎、风湿性关节炎、因神经血管疾病或外伤而引起的关节疼痛等）及神经痛、肋间神经痛、三叉神经痛、手术或外伤颜瘢痕区的反射性神经痛、传染性肝炎恢复期的肝区痛等，均有一定的近期疗效。据数百例的观察，有效率在90%以上。大多数患者经1～3次治疗后，症状即消失或有不同程度的改善，尤以对急性风湿痛疗效显著。对增生性关节炎无明显效果，对有明显不可逆性的关节病变亦不适用。

（2）治疗颜面神经麻痹

取斑蝥粉0.2克，置于药油摊得较薄的膏药中心处，然后贴在病侧的太阳穴上（嘴歪向左侧贴在右侧，歪向右侧贴在左侧）。一昼夜后局部发泡，刺破后揩干渗液（防止流入眼内及附近皮肤上），隔2～3日再贴，直至痊愈。局部发泡有感染时，待痊愈后再贴。治疗过程中忌饮酒。据近千例的观察，一般在用药后4～7日内口眼㖞斜即渐减轻，10～14日可望痊愈。

（3）治疗肝癌

从斑蝥中提取的斑蝥素，对普通型原发性肝癌前期有一定疗效，表现为治疗后癌块缩小，自觉症状改善，生存时间延长。但对黄疸、腹水型肝癌的疗效较差。此外，有用斑蝥原生药制成药片治疗肺癌、肝癌、乳房癌、宫颈癌，用斑蝥烧鸡蛋（鸡蛋抠一小孔，放入去头、足、翅的斑蝥1～3只，再用纸和泥糊好，置于火上烤熟，只吃鸡蛋，每天1只）治疗肝癌、胃癌，均获得一定疗效。服用斑蝥制剂后的不良反应，主要表现在消化道和泌尿系统方面。例如，口腔、咽部黏膜充血、灼痛或溃疡，心窝部不适，甚或恶心呕吐，食欲减退，腹泻；尿频、尿痛，甚或血尿。有时可出现四肢、面部麻木，或心率减慢，或暂时性血压升高等神经系统和心血管系统方面的反应。一般反应轻者不一定停药，多饮绿茶或对症处理即可缓解；泌尿系统症状严重者，应该停药数天。个别病例服药后心电图提示心肌损害，所以在服药期间应注意心脏情况。

（4）治疗神经性皮炎

斑蝥15克，浸入70%乙醇溶液10ml中，1周后取浸液涂患处。涂药后数小时，局部即发生水泡，用针刺破，敷料包扎，3～4天后即结痂脱落而愈。若病灶部仍有苔藓样变，可再次涂药，直至病变组织脱为止。一般涂药1～3次。亦可结合用0.25%普鲁卡因于病灶周围封闭。

（5）治疗斑秃

取斑蝥40只，闹羊花40朵，骨碎补40片（每片约2分厚），浸于95%酒精500ml内，5天后取澄清液涂擦患处，每天1次。擦药前，先用土大黄、一枝黄花煎洗患处。

（6）治疗传染性疣

取斑蝥12.5克，雄黄2克，研粉，加蜂蜜适量，调制成膏。同时先将疣之角化层削去，以碘酒消毒，然后取相当疣大小之斑蝥膏，用手指搓成扁圆状置于疣面，以胶布固定。经10～15小时，患部即起水泡，疣便浮离皮肤。

8. 配伍应用

斑蝥配大黄：大黄清热凉血，解毒祛瘀。斑蝥破血逐瘀，散结消癥，攻毒蚀疮。治疗血瘀经团，可配伍桃仁、大黄药用。

（二）雄　黄

1. 来源

雄黄为硫化物类矿物雄黄的矿石，主含二硫化二砷。主产于广东、湖南、湖北等地。随时可采，采挖后除去杂质。研成细粉或水飞，生用。切忌火煅。以色红、块大、质松脆、有光泽者为佳。

2. 药理作用

0.12克雄黄体外对金黄色葡萄球菌有100%的杀灭作用，提高浓度也能杀灭大肠埃希菌，以及抑制结核杆菌，其水浸剂（1：2）在试管内对堇色毛癣菌等多种致病性皮肤真菌有不同程度抑制作用。雄黄可通过诱导肿瘤细胞凋亡，抑制细胞DNA合成，增强机体的细胞免疫功能等多种因素发挥其抗肿瘤作用。又可抗血吸虫及疟原虫。

3. 临床应用

（1）治顽疟不愈

雄黄粉0.3克，六一散2克，拌匀，分为2包，于疟发前2小时服一包，4～6小时后再服一包，治29例，均一次治愈。

（2）治带状疱疹

用雄黄油（雄黄5～8克，加柿油100ml调匀配成）涂擦患处，治疗带状疱疹216例，均获痊愈。

（3）治痢疾

雄黄、大黄、黄柏各30克，研末为水丸，每日3次，每次1.5克，治十余例痢疾急性期过后仍大便白脓，经四环素等治无效者，服药10天全部治愈。

（4）治阴痒

滴虫性阴道炎、真菌性阴道炎、宫颈炎等。将雄黄5克、桃仁适量，混合，捣烂如泥，摊于纱布上，敷于外阴部固定，每3天为1个疗程。共治疗100例，痊愈89例，好转9例，有效2例。

（5）治鹅掌风

将雄黄研细末，再水飞干燥后，加入桐油拌匀成膏状备用。临睡前将药膏涂于手掌患处，再在火上烘烤约5分钟，待冷却后，戴上手套，第2日早晨洗净即可。10天为1个疗程。共治疗37例，其中1个疗程治愈者28例，2个疗程治愈者9例。

（6）治肝癌疼痛

用癞蛤蟆1只，剖腹取出内脏。另用雄黄50克，加水拌成稠糊状，放进癞蛤蟆腹中，将癞蛤蟆腹部外敷在肝区疼痛处，用胶布或绷带固定，夏日6～8小时换药一次，冬日24小时换药一次。15例患者均在敷药15分钟后疼痛逐渐减轻，并完全消失，效果可持续

12～24小时，且无不良反应。

4. 配伍应用

（1）雄黄配麝香、乳香、没药、雄黄

解毒、杀虫。麝香、乳香、没药具有散瘀定痛、消肿生肌作用。三药与雄黄合用治疗痈疽肿硬疼痛。

（2）雄黄配五灵脂

雄黄具有解毒杀虫作用，主治蛇虫咬伤，五灵脂苦、咸，具有活血止痛、化瘀止血作用，两者合用治毒蛇咬伤，昏闷欲死。

（3）雄黄配巴豆、苦楝皮、槟榔、干漆

雄黄解毒、杀虫，内服祛痰截疟。苦楝皮、槟榔具有杀虫疗癣作用。四药与雄黄合用治虫积腹痛。

（三）杏　仁

1. 炮制方法

杏仁的炮制方法较多，有去尖、麸炒、面炒、酒浸炒、蜜拌炒、盐炙、童便炙、蛤粉炒、制霜等方法。虽然制定了全国中药炮制规范，但有的地区也不如法炮制，使杏仁饮片质量下降。经验证明，苦杏仁以燀制方法质量最佳。

现代研究，苦杏仁主要化学成分是苦杏仁苷，同时含有可酶解苦杏仁苷的苦杏仁酶。苦杏仁如不经过热水燀制处理炮制，在调剂配方时，捣碎后，苦杏仁苷首先被苦杏仁酶水解，产生野樱苷，野樱苷可进一步被野樱苷酶水解（苦杏仁中含有苦杏仁苷、苦杏仁酶、野樱苷、野樱苷酶），产生杏仁腈，杏仁腈不稳定，可分解产生苯甲醛与氢氰酸，它们有毒，并易挥发。而且苦杏仁中医临床用药，是为了使上述产生的氢氰酸反应在体内进行，在胃酸的作用下，使其逐渐释放，发挥它应有的止咳平喘的功效。

炮制苦杏仁用燀制法处理的目的是杀灭苦杏仁酶的活性，保存苦杏仁苷的有效成分。经过煎煮使其溶解，患者服用后，在胃酸的作用下，缓缓水解，逐渐释放，发挥苦杏仁苷的止咳平喘的作用，来达到临床用药的效果。

2. 功能与主治

止咳、平喘、润肠，用于咳嗽、气喘、便秘。

3. 用法用量

4.5～9克。宜后下。

4. 处方应付

写苦杏仁、杏仁、杏仁泥均付炒杏仁，配方时捣碎。

（四）附　子

1. 来源

附子为天南星科多年生草本植物独角莲的块茎。9～10月间采挖，除去残茎和须根，晒干储存。其主产于河南、四川、陕西、吉林、山西等地。

2. 炮制方法

（1）盐附子

在炮制过程中，用食盐水长期浸泡，再每日逐渐延长晾晒时间至体质变硬。泥附子容易腐烂，不易保存，经过高浓度的盐水浸泡后，起到保险防腐的作用，便于储存。相对于其他附子炮制品来说，盐附子的毒性最大，因为没有经过水漂、蒸煮等作用。盐附子专能入肾温阳。

（2）淡附子

在炮制过程中，加入甘草、黑豆共同煮至透心，至切开后口尝无麻舌感取出。其中加入甘草，它主要成分甘草酸可以与附子中的生物碱结合成难溶的盐类，从而使其毒性成分双酯型生物碱含量降低而达到减毒的作用。黑豆入肾，也可增强附子回阳救逆之功。淡附片的毒性较盐附子小，药效亦减弱。因为经过长时间、多次的水漂，对浸出毒质的量与生药内外浓度差成正比关系，换水次数多，使生药外部所含毒质的浓度减少，而增大生药内外浓度差，因而增强了毒质浸出速率。所以其中有毒成分损失，淡附片的药力缓和。

（3）白附片

在炮制过程中，煮至透心后剥皮、漂洗、蒸透晒半干或烘干。

（4）黄片

不用硫黄熏而晒干或烘干。

（5）熟片

经长时间十几小时蒸制、晒干或烘干。毒性小，主要起温阳的作用。附子中含大量淀粉，借助水蒸气的升腾和穿透作用，热量与水分均匀渗入饮片内部，使温度升高，毒性降低，淀粉糊化和水溶性成分的溶解流失较少，故蒸制品收得率较高，外形美观。此法既可破坏毒性成分生物碱，保留强心成分，又可简化工艺、节省时间。

（6）黑顺片

在炮制过程中，煮至透心、漂洗、调色液使其染成浓茶色后烘干或晒干，表面有油面光泽。黑附片在炮制过程中没有剥皮，白附片是剥皮再切片漂洗，可能生物碱的少量流失是由于去皮。黄片与熟片的炮制工序几乎相同，所区别的是蒸制的时间。黄片的生物碱含量高于熟片，而盐附子的生物碱含量最高，其未经过蒸制，毒性高于其他炮制品。因此我们可以确定在以上炮制中，蒸是去毒的关键。黑附片与炮附子效力差不多，有回阳救逆、补火助阳、逐风寒湿邪的功效。

（7）炮附子

在炮制过程中，是用姜汤浸泡几天后再用沙子烫至体积膨胀并微变色。用姜汤浸泡的目的是使其充分浸入附子的内部，姜的温性与炮相结合，起协同作用，增强炮附子温阳的功效。炮附子最常用，用火制法不仅高温破坏了乌头碱的酯键，而且没有经过水漂等工艺，避免了有效成分的流失，对保存药效亦有好处。但是去毒程度难以掌握，容易把药材烧焦。炮附子的药力足，药效快，长于温阳祛寒。

3. 功能与主治

回阳，温里驱寒，止痛。主治用于亡阳虚脱，四肢厥冷，汗出脉微，虚汗泄泻，脘腹冷痛，寒湿痹痛，阳虚水肿，心力衰竭，慢性肾炎水肿。

4. 临床应用

（1）生药

1）口眼㖞斜：常与僵蚕、全蝎同用，能增强祛风化痰作用。可用于风痰阻络，口眼㖞斜，语言謇涩，如牵正散。

2）抽搐呕吐：常与天南星、半夏、天麻、全蝎、木香等同用，具有祛风痰、止痉动、顺胃气作用。可用于风痰壅阻，四肢抽搐，呕吐痰涎等，如白附饮。

（2）制药

1）寒湿头痛：常与白芷、藁木、天南星等同用，能增强逐寒湿、止头痛作用。可用于寒湿内阻，清阳被遏，头痛时作，遇寒加剧等。

2）痰湿头痛：常与半夏、天南星、白术、防风等同用，能增强燥湿化痰作用。可用于痰湿阻滞，清阳被蒙，头痛沉重，或兼眩晕，呕吐痰涎。

5. 用法用量

3～15克，久煎，至入口无麻辣感为度。

6. 处方应付

写川附片、淡附片、附片均付制附子片。

（五）砒　　石

1. 来源

砒石为天然的砷化矿石、或由毒砂（硫砷铁矿，FeAsS）、雄黄加工制造而成。别名，信石。市售信石分红信石及白信石两种，但白信石极少见，故主要为红信石，其加工制品为砒霜。置密闭容器内，单独存放，专人专箱加锁，按毒药管理规定，严格保贮。其主产于江西、湖南、广东等省。

2. 炮制方法

去杂质，砸碎、装入砂罐内，用泥封口。置炉火中煅红，取出放凉，研为细末，封装备用。《本草衍义》说："将生砒就置火上，以器覆之，令砒烟上飞，着覆器，遂凝结，纍然下垂如乳尖，长者为胜，平短者次之。大块者已是下等，片如细屑者极下也，入药当用如乳尖长者。"

3. 功能与主治

蚀疮去腐、杀虫、祛痰定喘、截疟。主治寒痰哮喘、疟疾、痔疮、瘰疬、走马牙疳、顽癣、溃疡腐肉不脱。

4. 药理作用

砒石有杀灭微生物、疟原虫及阿米巴原虫作用。对癌细胞有特定的毒性，主要通过诱导细胞凋亡杀伤白血病细胞，三氧化二砷还能诱导人肝癌细胞凋亡和明显抑制肝癌细胞增殖，也可诱导多发性骨髓癌细胞凋亡。小量砒石可促进蛋白质合成，活跃骨髓造血功能，促使红细胞及血红蛋白新生。另外，还有抗组胺及平喘作用。

5. 临床应用

（1）治复发难治性急性早幼粒细胞白血病

成人每日将三氧化二砷注射液10毫克，稀释于5%葡萄糖或生理盐水500ml中，静脉滴注2～4小时，连续用药至完全缓解后停药。共治388例，结果完全缓解者276例（71.13%），部分缓解者51例（13.14%），总有效率为84.27%。

（2）治早期宫颈癌

取白砒 45 克，明矾 60 克，雄黄 7.2 克，没药 3.6 克混合，经研、压、干燥制成饼、杆状剂，外贴或插入患处。共治 210 例，近期治愈率达 97.15%，且能保持青、壮年患者的生理和生育功能；或以白砒、明矾混合煅制，加雄黄、没药压制成饼或杆状，经紫外线消毒后，外贴或插入患处，辅用"双紫粉"（紫草、紫花地丁、草河车、黄柏、旱莲草各 30 克，冰片 3 克，共为细末，消毒后外用）。共治 190 例，经 3～9 年后 188 例痊愈，1 例 3 年后死于尿毒症，1 例 4.5 年后死于脑出血。

（3）治皮肤癌

白砒 10 克，淀粉 50 克，加水适量，揉和后捻线条状，自然干燥。患处局部消毒后，于肿瘤周围，每间隔 0.5～1cm 处刺入白砒条，深达肿瘤基底部，形成环状，外敷一软膏（朱砂 50 克，制炉甘石 150 克，冰片 50 克，滑石粉 500 克，淀粉 100 克，加麻油适量调成糊）。共治各种皮肤癌 22 例，经 4～90 天治疗，全部治愈。随访 17 例，时间 1～5 年以上，除 4 例因他病死亡外，余均健在。

（4）治淋巴结核

将砒石研极细粉末，每次用 1～2 克，加白开水 60～80ml，放入烧瓶内，置酒精灯上加热，待水煮沸，瓶口冒出蒸气时，熏蒸手心劳宫穴，熏 15～20 分钟，每日 1 次，10 天为 1 个疗程，一般 1～2 个疗程，多者 3 个疗程，疗程间应停药 7 天。治疗 10 例，7 例治愈，3 例显效。

（5）治肛瘘

用四品散（白砒 500 克，明矾 625 克，雄黄 75 克，乳香 1875 克，共研为末）为主，用时将患处常规消毒后，手术切开瘘管，迅即压迫止血，另蘸取适量四品散填塞疮面，外垫消毒药棉和胶布固定，以后每天或隔天换生肌散或八宝丹 1 次，直至痊愈。共治 153 例，均愈而无复发。

（6）以信石作牙髓失活剂

试用 150 例，达Ⅰ级（失髓时完全无痛）107 例，Ⅱ级（去髓时微痛）29 例，占 90%。

治疗结核病：将红矾制成 5% 溶液，用离子透入法直接透入到病灶上；或将红矾经三次升华精制后，制成 2% 等渗溶液行静脉注射；或将红矾加水煮沸，利用其蒸气熏蒸一定部位。治疗肺结核、淋巴结核、骨关节结核、结核性脑膜炎、结核性瘘管，均获得一定效果。治疗中有一定的毒性反应出现。

（7）治疗慢性气管炎

用白砒 3 分，白矾、淡豆豉各 3 钱共研细末，制成散剂、丸剂或胶囊。成人每天 0.5 克，于睡前用冷开水送服，100 天为 1 个疗程。忌油腻食物。治疗 69 例，临床治愈 7 例，显效 20 例，好转 35 例，其余无效。本品有毒，服后往往有腹部不适及脸面浮肿，唇舌发麻，浑身酸痛等反应。不良反应严重者停药后即可自行消失。

（8）治疗花斑癣、汗斑

取白砒 1 份，硫黄 10 份，密陀僧 10 份，共研成粉末过筛，加等量姜汁和醋调成糊状。用时以鲜茄蒂蘸白砒糊剂涂擦患处，擦后立即在日光下晒 1 小时左右（如日光不强可适当增加 10～20 分钟），在日浴过程中仍可反复在患处涂擦糊剂 2～3 次。上、下午各治疗一次。治疗中不可擦破皮肤；如果皮肤原有破损，须待破损愈后再用。药物不可入口及接触黏膜。治愈后衣、被、毛巾等均应彻底清洗后煮沸。观察 14 例，治疗 2～3 天患处即见淡黑色痂皮（结痂后停药），4～8 天后即脱屑而愈。治程中未发观任何不良反应。

6. 配伍应用

（1）用于癣疮，瘰疬，牙疳，痔疮，溃疡腐肉不脱

该品外用有攻毒杀虫、蚀疮去腐作用。治疗癣恶疮，用砒石少许，研细末，米汤调涂患处；治瘰疬，以该品为末，合浓墨汁为丸，用针刺破患处贴之，至蚀尽为度，治牙疳，用去核大枣，包裹砒石，煅炭研末，外敷患处，治痔疮，配白矾、硼砂、雄黄等制成外用药，如枯痔散。

（2）用于寒痰哮喘

该品辛大热，内服能祛寒劫痰平喘。可用于寒痰哮喘久治不愈之证。每与淡豆豉为丸服，如紫金丹。此外，该品还有截疟作用，现临床少用该品剧毒，内服宜慎用，须掌握好用法用量，不可持续服用，不能做酒剂服。孕妇忌服。外用也不宜过量，以防局部吸收中毒。

（六）马 钱 子

1. 来源

马钱子为马钱科植物马钱的干燥成熟种子。冬季采收成熟果实，取出种子，晒干。其主产印度、越南、缅甸等地。福建、广东、海南、广西、云南等地有栽培。

2. 炮制方法

（1）砂制

取砂子置锅内，用武火炒热后，加入净马钱子，不断翻动，烫至鼓起并显棕褐色或深棕色，取出，筛去沙子，放凉。

（2）油制

取净马钱子，加水煮沸，取出，再用水浸泡，捞出，刮去皮毛，微晾，切成薄片，干燥。另取麻油少许，置锅内烧热，加入马钱子片，炒至微黄色，取出，放凉。

（3）炒制

取马钱子炒胀后，刮去毛，研细。

（4）甘草制

取净马钱子与甘草加水同浸，20～30天（每天换水，至甘草发白时，换新甘草再浸），洗净，去净毛切片；或洗净后，加黄土炒胀，内呈焦黄色，搓去毛，筛净砸碎。

（5）童便制

取净马钱子，置童便中泡7天，用清水漂1天（每天换水1次），晒干。剥去毛或用童便浸马钱子1周，水漂1天（换水3～4次），洗净，刮去皮及毛，切1cm厚的片，晒干或烘干后，置已炒热之细沙中，用中等火炒至微胀，筛去细沙，研细。

（6）绿豆制

取马钱子加水浸泡12小时后，加绿豆煮8小时，取出，刮去皮毛，晒至半干加黄砂炒酥，呈老黄色，筛去沙。每马钱子1千克，用绿豆0.25千克。

（7）姜制

取生姜加水熬汁后，加入马钱子同煮，取出焙干或晒干，加黄砂炒至发胀，内呈焦黄色，取出，筛去砂，搓去毛，砸碎。

（8）甘草制

取马钱子加水泡4天（每天换水2～3次），再加甘草水（先煎水去渣）泡1～2天，

煮后，刮去皮切薄片，晒干，加香油炒至黄色，研细。每马钱子 1 千克，用甘草 0.6 千克，香油 0.01 千克。

（9）香油制

取马钱子加甘草水浸 15 天（每天换水），刮去皮切片，晒干，加香油炸至徽黄色，用纸吸尽油。每马钱子 100 千克，用甘草 62 千克，香油适量。

3. 功能与主治

通络、止痛、消肿。用于肢体软瘫小儿麻痹后遗症，类风湿关节痛，跌扑损伤，痈疽。

4. 药理作用

所含士的宁首先兴奋脊髓的反射功能，其次兴奋延髓的呼吸中枢及血管运动中枢，并能提高大脑皮质的感觉中枢功能。马钱子碱有明显的镇痛作用和镇咳祛痰作用，其镇咳祛痰的作用强度超过可待因，但平喘作用较弱。士的宁具强烈苦味，可刺激味觉感受器，反射性增加胃液分泌，促进消化功能和食欲。水煎剂对流感嗜血杆菌、肺炎双球菌、甲型链球菌、卡他球菌及许兰黄癣菌等有不同程度的抑制作用。

5. 临床应用

制剂小儿麻痹丸。

（1）提取：取淫羊藿加 15 倍量水浸半小时，煎煮 1 小时，过滤。残渣加 10 倍量水煎煮两次，每次半小时，过滤，合并 3 次滤液，浓缩至原药量的 1/3 即得。

（2）粉碎：将马钱子单独粉碎，过筛（筛眼内径 0.15mm）备用。按附方"2."之处方用量将其余 12 味药混合粉碎，过筛（筛眼内径同上）备用。

（3）制丸：先起母，取马钱子粉少许用淫羊藿煎出叶作黏合剂，按制水丸法起母，母粒形成后，分取筛眼内径 1 ～ 1.5mm 之间的母粒既得。（每斤药料需起母 1 两）。之后将丸母置糖衣锅内，用淫羊藿煎液作黏合剂，用混合药粉加大成型，制成直径 4 ～ 5mm 的丸粒。取 20 粒干燥后称重，应为 4 分 3 厘（误差范围 ±2 厘）即可。最后自然干燥或低温烘干。

6. 附方

（1）面神经麻痹

马钱子湿润后，切成薄片（18 ～ 24 片约重 1 钱 2 分），排列在胶布上，贴在患侧面部。7 ～ 10 天换药 1 次，至恢复正常为止。

（2）小儿麻痹后遗症

马钱子（砂炒）、川草薢、牛膝、木瓜、乌蛇肉、续断、蜈蚣、淫羊藿（炙）、当归、肉苁蓉、金毛狗脊、海螵蛸各 1 两，菟丝子（炒）1.5 两，僵蚕 2 两。制成水泛丸。每日 3 次，温开水送下。每次用量，1 ～ 4 岁 10 丸，4 ～ 8 岁 20 丸，8 岁以上儿童 30 丸，成人 40 丸。本药对增强麻痹肌群的肌力、恢复关节活动有一定效果，但对畸形的矫正作用不大。

（3）骨折

制马钱子 1 份，枳壳 2 份，共研粉。每服 2 克，每日 3 次。1 日极量 8 克。儿童慎用。一般肿胀、疼痛在 1 周内消退，骨痂在 10 ～ 15 天开始形成。

（4）皮肤癌

马钱子 8 两（水煎刮去皮毛，切片晒干），蜈蚣 30 条，天花粉、细辛各 3 钱，蒲黄、白芷各 1 钱，紫草、穿山甲、雄黄各 5 分。取麻油 10 两加热，入蜈蚣以后八味药，煎至枯黑，去渣，再入马钱子，煎至黄色，不令焦黑，过滤去渣，余油趁热加入白糖 1 ～ 2 两（冬 1 两，夏2两）和匀，待冷即成。用时先将疮面用甘草水洗净，拭干，涂上药膏约1分厚，1日2～3次。

7. 配伍应用

（1）马钱子配乳香

乳香活血利气，马钱子消肿散结、通络止痛。二药合用治跌打损伤，骨折肿痛。

（2）马钱子配青木香

青木香行气、解毒、消肿。配伍马钱子同用治疗喉痹肿痛。

（3）马钱子配麻黄

麻黄发汗解表，宣肺平喘。与马钱子配伍应用治风湿顽痹、拘挛疼痛、麻木瘫痪。

8. 备注

马钱子毒性大，内服必须炮制。若服过量中毒，出现颈项僵硬，瞳孔散大，呼吸急促与困难，甚至抽搐，角弓反张。

9. 处方应付

写马钱子、番木鳖付制马钱子。

（七）川 乌

1. 来源

川乌为毛茛科多年生草本植物乌头的块根。夏至至小暑间采挖，除去地上部茎叶，然后再摘除子根附子等，抖净泥土，晒干储存。主产于四川、陕西等地。

2. 炮制方法

（1）煮制

取净川乌，大小分开，用水浸泡至内无干心，取出，加水沸煮4～6小时，（或蒸6～8小时）至取大个及实心者切开内无白心，口尝微有麻辣感为度，取出，晾至6成干，切片，干燥。

（2）甘草银花制

将甘草、金银花洗净，置锅内加适量清水煎煮，第一次二小时，第二次一小时，去渣取汤，取合并药液与泡好的川乌同放锅内共煮，用武火煮沸后改用文火，至内无白心为度，取出用清水冲净，晒五成干，再焖24小时，至内外温度一致切厚片，干燥。每川乌1千克用甘草0.05千克，金银花0.02千克。在炮制加工方法过程中，浸泡、烘干、蒸煮都能达到去毒目的。

（3）甘草制

取泡过的川乌与甘草同煮10余小时至内外发软，焖润24小时，切薄片，晒干。每川乌1千克，用甘草0.1千克。

（4）蜜制

将蜂蜜化开，滤去杂质，炼至起小泡为度；另将川乌用微火炒热后，倾入蜜中，拌炒至蜜尽色黄时即可。每川乌1千克，用蜂蜜0.2千克。

（5）醋制

取泡过的川乌，加醋煮至醋完全渗入药内为度。每川乌1千克，用醋0.2千克。

（6）黑豆制

先将黑豆煮至膨胀，再将泡透的川乌倒入锅内同煮至熟透为度。每川乌1千克，用黑豆0.1千克。

（7）豆腐制

取泡过的川乌放铜锅内，用沸水煮半小时，倾去液汁，加豆腐与清水盖过药面，煮沸 2 小时晒 1 小时，使表面水分干燥，继续晾至半干，再焖至内外潮润一致，切 1～1.2mm 厚的片，晒干。

3. 功能与主治

祛风湿、散痛、止痛。用于风寒湿痹，肢体关节冷痛，坐骨神经痛，腹中寒冷，跌扑剧痛，麻醉止痛，阴虚肿痛。

4. 临床应用

（1）生药

1）腰脚冷痛：《圣惠方》言"川乌头去皮脐，上捣细罗为散，以酽醋调涂，于故帛上敷之贴胁"。可用于风寒之邪客于筋脉，腰膝冷痛，活动不利"。

2）头痛：《经验方》记载"用川乌头、天南星研为细末，葱汁调涂太阳穴。可用于寒邪凝滞，阳气被遏，头痛日久不愈者"。

3）牙痛：《圣惠方》言"用川乌头、附子捣罗为末，面粉糊丸，名乌头丸。可用于风冷牙痛，以绵裹一丸，于痛处咬之，以瘥为度"。

4）疥癣：《圣惠方》记载"用川乌头捣碎，以水三大盏，煎至一大盏，去滓，温温洗之。可用于久生疥癣"。

5）痈疽：《古今录验》记载："用川乌头以苦酒渍三日，洗之，日夜三四度。可用于痈疽肿若有息肉突出者"。

（2）制药

1）风寒湿痹：常与麻黄、黄芪、甘草等同用，能增强蠲痹作用外，尚有补虚功用和减少乌头之毒性。可用于风寒湿三邪杂感，以寒邪为胜，骨节疼痛，不能屈伸，如乌头汤。

2）心痛彻背：常与干姜、蜀椒等同用，能增强散寒止痛作用。可用于阴寒痼结，心痛彻背，背痛彻心，如乌头赤石脂丸。

3）寒疝腹痛：常与桂枝、白芍药等同用，具有散寒止痛和调和营卫作用。可用于寒邪壅滞，寒疝腹痛，手足逆冷，如乌头桂枝汤。

5. 用法用量

3～9 克，一般炮制后用，宜先煎，久煎；外用适量。

6. 处方应付

写川乌、川乌头、付制川乌。生品按毒性中药管理办法付。

（八）半　夏

1. 来源

半夏为天南星科多年生草本植物半夏的地下球状块茎。夏秋两季采挖，以秋季采挖的质量较好。采挖后，洗净，除去外皮和根须，晒干储存。主产于四川、湖北、河南、安徽、江苏等地。

2. 炮制方法

（1）生半夏

拣去杂质，筛去灰屑。

（2）法半夏

取净半夏，用凉水浸漂，避免日晒，根据其产地质量及其颗粒大小，斟酌调整浸泡日数。泡至 10 日后，如起白沫时，每半夏 100 斤加白矾 2 斤，泡 1 日后再进行换水，至口尝稍有麻辣感为度，取出略晾。另取甘草碾成粗块，加水煎汤，用甘草汤泡石灰块，再加水混合，除去石灰渣，倒入半夏缸中浸泡，每日搅拌，使其颜色均匀，至黄色已浸透，内无白心为度。捞出，阴干。（每半夏 100 斤，用白矾 2 斤，甘草 16 斤，石灰块 20 斤）

（3）姜半夏

取拣净的半夏，照上述法半夏项下的方法浸泡至口尝稍有麻辣感后，另取生姜切片煎汤，加白矾与半夏共煮透，取出，晾至六成干，焖润后切片，晾干（每半夏 100 斤，用生姜 25 斤，白矾 12 斤 8 两，夏季用 14 斤 8 两）。

（4）清半夏

取拣净的半夏，照上述法半夏项下的方法浸泡至口尝稍有麻辣感后，加白矾与水共煮透，取出，晾至六成干，焖润后切片，晾干（1 千克用生姜 0.25 千克，白矾 0.125 千克）。

3. 功能与主治

燥湿化痰，降逆止呕，消痞散结。用于痰饮，咳喘，胸脘痞闷，恶心呕吐，眩晕。生用外治痈肿。姜半夏多用于降逆止呕，法半夏多用于燥湿化痰。

4. 临床应用

（1）生药

湿痰咳嗽：常与橘红、甘草等同用，能增强化痰止咳作用。可用于湿痰内阻，肺气不利，咳嗽痰白黏腻，胸膈满闷，如二陈汤。若兼寒邪相杂，咳而气喘者，宜再加配杏仁、旋覆花、苏子以温肺散寒，降气平喘。

此外，本品配伍得当，亦可治疗热痰咳嗽，临床常与黄芩、麦冬、知母、天花粉等同用，具有清肺化痰作用，对咳嗽剧烈、咯痰黄稠之症，有一定疗效（仅浙江、上海等少数地区用生药，其余均用制药）。

（2）制药

1）恶心呕吐：常与生姜同用，能增强散寒燥湿、降逆止呕作用。可用于寒邪客胃，或痰饮中停，呕吐清水或痰涎，如小半夏汤。若寒邪甚者，可加配丁香、藿香，如藿香半夏汤。饮邪甚者，可加配茯苓，如小半夏加茯苓汤。若寒邪化热，呕恶时作，则常与黄连、竹茹、橘皮同用，具有清热降火、和胃止呕功用，如黄连竹茹橘皮半夏汤。

2）胃脘痞满：常与黄连、黄芩、干姜等同用，具有开结消痞作用。可用于胃气不和，中脘痞满，或兼恶心呕吐，肠鸣下利，如半夏泻心汤。

3）小结胸证：常与黄连、瓜蒌同用，具有清热化痰、宽胸散结作用。可用于小结胸热邪内陷，痰热互结，胃脘硬满，按之疼痛，如小陷胸汤。

4）梅核气：常与厚朴、紫苏叶等同用，具有降逆化痰、开郁散结作用。可用于七情郁结，痰涎凝聚，咽中如有物阻，咯之不出，咽之不下，胸中满闷等，如半夏厚朴汤。

5. 用法用量

3 ～ 9 克；外用生品适量，研末用酒条调敷患处。

6.处方应付

写清半夏、法半夏、姜半夏均随处方。生品按毒性中药管理办法付。

（九）南 星

1.来源

南星为天南星科多年生草本植物天南星的地下块茎。秋季采挖，去掉茎叶、根须和外皮，晒干储存。主产于四川、河南、湖北、贵州、云南等地。

2.炮制方法

（1）制天南星（姜南星）

取净天南星，按大小分别用水浸泡，每日换水2～3次，如起白沫时，换水后加白矾（每100千克天南星，加白矾2千克），泡一日后，再进行换水，至切开口尝微有麻舌感时取出天南星，用生姜、白矾各12.5千克。

（2）胆南星

天南星磨粉、加入适量的牛胆汁在瓦盆中，混成糊状（每200斤南星，用1000只牛胆的汁分3次加入），日晒夜露至干，再磨成粉，加入胆汁拌匀成糊。如此反复直至胆汁全部吸干为止，色发黑，无麻辣味为止。

将每130斤制南星磨粉，用1000只牛胆汁的水溶液（可以先将胆汁在铜锅中熬浓，约100斤熬成5斤，用时加适量的水冲稀）拌成糊状，置外面日晒夜露1～2个星期（防淋雨），可除其腥气，干后成灰褐色。现制南星，1斤细粉用牛胆10只，汁水约40两，将浓缩的胆汁与之拌和，做成小块日晒夜露至干燥为止。

天南星60斤，牛胆420只。将天南星用水洗净晒干磨粉，放缸内加牛胆汁拌匀，日晒（冬季则置暖室内），并时时搅拌，使南星发酵，半月后放在特制的二层蒸笼内，并分放两只锅中再加120只牛胆汁，蒸3天，冷后出锅放缸内，再次发酵；1个月后，再蒸制，并放90只牛胆的汁，蒸3天（切忌水流入），出锅后，放入特制的大铝盘或搪瓷盘中，烘干，再蒸12小时，放在石板上，做成圆球形块，装入牛胆内晒干。

3.功能与主治

祛风定惊，燥湿化痰，消肿散结。用于中风、口眼㖞斜、半身不遂、顽痰咳嗽、风痰眩晕、癫痫、破伤风；生用，外治痈肿；胆南星，清热化痰，息风定惊，用于风痰咳嗽，咯痰黄稠，中风痰迷，癫狂惊痫。

4.临床应用

（1）生药

1）破伤风：常与防风、白附子等同用，能增强祛风止痉作用。可用于破伤风牙关紧急，身体强直，角弓反张，如玉真散。

2）中风：常与半夏、白附子等同用，具有祛风逐痰功用。可用于风痰入络，半身不遂，手足顽麻，口眼㖞斜，口角流涎，如青州白丸子。若兼手足抽搐者，宜与全蝎等配合，以搜风止痉，如大省风汤。

3）眩晕：常与天麻、半夏等同用，具有祛风燥湿、化痰止眩作用。可用于痰湿内蕴，阻遏清阳，头目眩晕，羞明畏光，卧床不起，恶心呕吐，如玉壶丸。

以上仅浙江、上海等少数地区用生药，其余地区均用制药。

此外，本品用米泔或醋磨取浓汁外涂，具有解毒、消肿、止痛作用，可治肿毒疮疖。

（2）姜制药

1）湿痰咳嗽：常与陈皮、半夏同用，能增强燥湿化痰作用。可用于脾运不健，聚湿为痰，上贮于肺，咳嗽痰白，黏腻不易咯出，胸脘痞闷等，如玉粉丸。

2）寒痰咳嗽：常与肉桂、半夏、生姜同用，具有燥湿祛痰、散寒化饮作用。可用于寒痰或痰饮，咳嗽气促，痰多色白，胸膈满闷，如姜桂丸。

（3）胆制药

1）热痰咳嗽：常与黄芩、瓜蒌等同用，能增强清热化痰作用。可用于痰热阻肺，咳嗽痰黄，稠厚胶黏，胸膈不利，或兼发热，如清气化痰丸。

2）急惊风：常与黄连、全蝎、天麻等同用，能增强清热祛痰、息风止痉作用。可用于急惊痰喘，手足抽搐等，如千金散。

3）癫痫：常与石菖蒲、郁金等同用，具有化痰开窍作用。可用于痰气互结，清窍被蒙，癫痫突然仆倒，昏不知人，口吐涎沫。若偏于寒湿者，宜用姜制药，以散寒燥湿；抽搐剧者，宜用生药，以加强息风止痉作用。

5. 用法用量

制天南星 3 ～ 9 克，外用生品适量。

6. 处方应付

写南星、天南星、制南星均付制天南星。生用有毒，按毒药管理方法管理。

（十）巴　豆

1. 来源

巴豆为大戟科巴豆属植物巴豆树的干燥成熟果实，其根及叶亦供药用。巴豆树为常绿乔木，高 6 ～ 10 米。

2. 炮制方法

（1）生巴豆暴晒或烘干后去外壳，取仁。

（2）巴豆霜取净巴豆仁，碾如泥状，里层用纸，外层用布包严，蒸热，压榨去油，反复数次，至药物松散成粉，不再黏结成饼为度。或取净巴豆仁碾细，蒸约半小时，测定脂肪油含量，加入适量淀粉稀释，使脂肪油含量符合规定，混匀过筛，即得。

3. 功能与主治

峻下积滞，逐水消肿。用于寒积停滞，胸腹胀痛，水肿，喉风，喉痹；外治疮癣、疣、痣。

4. 药理作用

巴豆油外用，对皮肤有强烈刺激作用。口服半滴至 1 滴，即能产生口腔、咽及胃黏膜的烧灼感及呕吐，短时期内可有多次大量水泻，伴有剧烈腹痛和里急后重；巴豆煎剂对金黄色葡萄球菌、白喉杆菌、流感杆菌、铜绿假单胞菌均有不同程度的抑制作用；巴豆油有镇痛及促血小板凝集作用；巴豆提取物对小鼠腹水型与艾氏腹水癌有明显抑制作用；巴豆油、巴豆树脂和巴豆醇酯类有弱性致癌活性。

5. 临床应用

（1）峻下冷积

用于寒积便秘。本品为峻下冷积的要药，适用于寒邪食积，阻结肠道，大便不通，腹满胀痛，病起急骤，气血未衰者。具峻泻作用而使体内水分排出。凡水肿、大腹膨胀、胸胁停饮、风痰癫痫、宿食积滞、二便不利等正气未衰者均可用之。尤以大腹水肿为常用。

（2）逐水退肿

用于腹水膨胀。本品逐水退肿作用强，能产生强烈的泻下作用而消腹水。

（3）祛痰利咽

用于喉痹痰阻。本品能刺激呼吸道黏膜，引起分泌增多或呕吐，促痰排出，治疗喉痹痰涎壅塞气道，呼吸困难。

（4）外用蚀疮

用于恶疮疥癣。本品外用有蚀腐肉、疗疮毒的作用，单用贴敷患处。

（5）治口疮

王氏保赤丸组成有：大黄、黄连、巴豆霜、川贝母、天南星、朱砂、姜、淀粉、荸荠粉。1日1次，早饭后服用，便通则停药，不效，次日早饭后再服。第二天服药后解下大量臭秽稀便，口疮疼痛顿减，1周后完全康复。

6. 用法用量

巴豆霜0.1～0.3克，多入丸散分服；外用生品适量，研末涂或捣烂，以绢包擦患处。

7. 配伍应用

巴豆配大黄：巴豆辛热，功善峻下冷积；大黄苦寒，功善泻热通便、攻积导滞。两药相合，巴豆得大黄，其泻下之力变缓和而持久；大黄得巴豆，其寒性可去，故善治寒。

（十一）甘　遂

1. 来源

甘遂为大戟科多年生肉质草本植物甘遂的根。春秋两季采挖，以秋季采挖质好，洗净，晒干储存。其主产于陕西、河南、山西等地。

2. 炮制方法

醋甘遂：取净甘遂，加入定量的米醋拌匀，焖润至醋被吸尽后，置锅内，用文火炒至微干，取出晾干。用时捣碎。每100千克甘遂，用米醋30千克。

3. 功能与主治

泄水逐痰。用于重症水肿、脑水肿、腹水、癫痫。

4. 临床应用

（1）生药

湿热肿毒：单味研成细末，水调外敷局部，有消肿散结作用。可用于湿热壅滞，酿成肿毒，痈疽初起，红肿疼痛。若病势剧者，配合内服清热解毒药。

（2）制药

1）留饮胸痛：常与大戟、芫花、大枣同用，能增强攻逐水饮作用。可用于水饮伏于胸胁，咳嗽气促，胸胁疼痛，或痛引背部；亦治水肿腹胀，大便秘结；如十枣汤。若痰涎伏于心膈上下，胸背疼痛剧烈，可与白芥子、大戟配合，具有消逐痰涎作用，如控涎丹。

2）痰迷癫狂：常与朱砂同用，具有逐痰开窍、镇心安神作用。可用于痰迷心窍，癫狂烦乱。

（3）醋药

1）腹水胀满：常与牵牛子、大黄、大戟、芫花、青皮、木香等同用，具有逐水行气作用。可用于水湿壅阻，气机不利，腹水胀满，口渴，气粗，小便不利，如舟车丸。

2）腹痛便秘：常与桃仁、厚朴、大黄、木香等同用，具有泻下散结、理气止痛作用。可用于湿热与糟粕互结，肠胃气机壅阻，腹中剧痛阵作，满胀不舒，呕吐物带有粪臭味，大便秘结不通，如甘遂通结汤。

3）疝气偏坠：常与茴香等同用，具有消肿散结、理气止痛作用。可用于湿热壅结厥阴经脉，疝气偏坠疼痛者。

5. 用法用量

0.6～1.5克。炮制后多入丸散用。

6. 处方应付

写甘遂付制甘遂，生用有大毒，按毒药管理方法调剂。

（十二）生　狼　毒

1. 来源

生狼毒为天南星科植物海芋的干燥根茎，产于广东、海南、广西、云南等地。

2. 炮制方法

醋狼毒：取狼毒片加醋拌匀，稍焖，待醋吸尽，置锅内用文火炒至微干，取出晒干（每50千克狼毒片，用米醋15～25千克）。

3. 功能与主治

解毒、清热、消肿。用于流行性感冒、肺结核、疔疮肿毒、蛇虫咬伤。

4. 药理作用

狼毒水提取物作用10～40克（生药）/千克、醇提取物2.5～20克/千克腹腔注射，连续10天，对小鼠肝癌、Lewis肺癌均有抑作用；水提取物10克（生药）/千克、20克（生药）/千克，醇提取物2.5克/千克、5.0克/千克静脉注射，连续6天，对小鼠肝癌也有抑制作用；水提取物69.5克（生药）/千克、醇提取物26.09克/千克灌胃，连续10天，对小鼠肝癌也有抑制作用。

5. 临床应用

（1）治疗皮肤病

取月腺大戟洗净，剥去老皮，切碎，加水煎煮，直至用手一捻即成粉末为止；然后用纱布过滤，药液继续煎煮浓缩至一定黏度，冷后涂布患处，每日或隔日1次。或制成片剂，每片含生药0.18克，头5天临睡前内服1片，第6～10天早晚各1片，以后增至早、中、晚各1片，1个疗程为20～30天，个别延长至35天，总剂量7～12克。曾用上述稠膏治牛皮癣30例，13例痊愈，16例好转，1例无效；用片剂治牛皮癣22例，基本痊愈2例，显著好转11例，好转7例，无效2例。稠膏亦用于治疗神经性皮炎及慢性湿疹，均有较好疗效，一般涂药 3～10 次即可见效。本品有毒，口服片剂有胃肠道紊乱（如胃纳减退、恶心、肠鸣、腹泻、腹痛等），头昏痛，乏力，体重减轻等反应，除 1 例因腹泻次数较多而终止治疗外，其余病例暂停服药或减少剂量，均自行好转。另外发现部分患者治疗后白细胞及血小板数略有下降，应用维生素 B_4 或维生素 B_6 后均恢复正常。

（2）治疗结核病

先制成狼毒枣。取狼毒放入锅内，加水煎煮，把大枣放入笼屉，约蒸二小时半即成。狼毒与大枣按 3：4 配制。成人每日 3 次，开始服狼毒枣每次 10 粒，视不良反应有无，逐渐递增或减少，每次最多 20 粒；或第一周每日 130 克（约 30 粒），第二周每日 225 克（约 45 粒），第 3 周以后每日 300 克（约 60 粒）分三次食后内服，连服三个月为 1 个疗程；间隔 1～2 周，视情况可再给第 2 个疗程。曾治疗淋巴结结核、骨结核、皮肤结核、副睾结核、结核性角膜炎及肺结核，均有一定疗效。30 例肺结核服后症状改善者 22 例，体重增加 2～23 市斤者 28 例，病灶进步 18 例，痰菌转阴 9 例，血沉下降 14 例，恶化者仅 1 例。对其他肺外结核，凡能耐心服用者，均有不同疗效。不良反应有恶心、头昏、便溏等，经减量或停药后即消失。此外，蒸狼毒枣所剩在锅内的狼毒液经过滤后，用文火浓缩成稀糊状泥膏，可作局部治疗剂，治疗皮肤结核、癣疥、各种慢性皮炎、酒齇鼻、秃疮及各种顽固性溃疡等，均有一定效果。

（3）治疗肿瘤

取狼毒 1 钱放入 200ml 水中煮后捞出，再打入鸡蛋 2 只煮熟只吃蛋喝汤。用于治疗胃癌、肝癌、肺癌、甲状腺乳头状腺癌等 25 例，治后症状减轻，少数病例可见肿瘤缩小。也可用狼毒与鸡血藤、薏米仁、半枝莲等制成复方狼毒注射液，每日 1 次，每次 20～40ml，加入 5% 葡萄糖液行静脉滴注。或制成复方狼毒片内服。治疗 20 例晚期胃癌，在术前用药可以缓解症状，为手术治疗创造条件，在术后用药，可以巩固疗效，稳定病情。用药后一般具有止痛、增进食欲等作用。常见不良反应有恶心、呕吐、头晕、轻度腹泻，未发现对肝、肾及神经方面的毒性表现。

（4）治疗慢性气管炎

取狼毒大戟制成煎剂或丸剂，每次剂量相当于干品 0.5 克，每日 3 次，饭后服。治疗 299 例，观察 10 天，显效 52 例（17.39%），好转 170 例（56.36%）；具有较好的平喘、化痰及镇咳、消炎作用，尤以平喘作用显著；多数服药后 1、2 天自觉出气省劲，痰易咯出，5 天后咳嗽次数和痰量减少，食欲明显增加。但不良反应较大，患者服水剂 30 分钟后即出现胃不适，口腔咽部发麻，头昏恶心，或腹泻、腹痛，停药后 3～24 小时，可自行好转。丸剂均有腹泻症状，对久热伤津、咽干舌燥、声哑、呕吐、恶心者不宜用。用上述的狼毒枣也可治疗本病，每次服 3～5 个，每日 3 次，不良反应较水剂或丸剂明显减少。对 278 例观察 1 个月，基本治愈 21 例，占 7.6%，显效 119 例，占 42.8%，仅个别有轻微口干，极个别有轻微肝功能改变。

6. 用法用量

多熬膏外敷。

7. 处方应付

写狼毒、醋狼毒均付醋狼毒；外用生品，按毒性中药管理办法付。

（十三）藤　黄

1. 来源

藤黄为藤黄科植物藤黄的胶质树脂。在开花之前，于离地约 3 米处将茎干的皮部作螺旋状的割伤，伤口内插一竹筒，盛受流出的树脂，加热蒸干，用刀刮下，即为藤黄。生于热带地区。分布印度、泰国。产印度及泰国。

2. 炮制方法

（1）豆腐制

取豆腐 1 块置盘内，中间挖一不透底的槽，放入藤黄，再用豆腐盖严，置笼内，蒸至藤黄熔化，取出放凉，待凝固后，取出藤黄，晾干。每藤黄 100 千克，用豆腐 400～500 千克。

在铜或铝锅内先将豆腐块铺 1 层，再将藤黄打成小块，放在上面，然后用豆腐块铺 1 层，盖上，将其放在大锅内隔水炖透，取出，放冷，剥去豆腐，研成细粉。

（2）羊血制

先将鲜羊血置锅内，加水煮 1～2 小时，捞出羊血块，加入净藤黄块，再煮 5～6 小时，倒出藤黄液，晾干。每藤黄 500 千克，用鲜羊血 250 千克。

（3）荷叶制

取藤黄小块 30～60 克，用双层湿润的净荷叶包裹，用线扎紧，留出线头，放入装有豆腐的瓦罐内，将线头固定在瓦罐上，不使荷叶包翻动，煮 2 小时，取出，冷后去掉荷叶，晾干。每藤黄 31.25 克，用豆腐 125 克。

取荷叶加 10 倍量水煎 1 小时，捞去荷叶，加入净藤黄煮至烊化，并继续浓缩至稠膏状，取出，凉透，使其凝固。打碎。每藤黄 100 千克，用荷叶 50 千克。

3. 功能与主治

杀虫，解毒。用于痈疽，疮肿，无名肿毒；又可作峻下剂，治绦虫、水肿等症。

4. 用法用量

0.3～0.6 克；外用适量。

5. 处方应付

写藤黄、月黄均付制藤黄。

（十四）生千金子

1. 来源

千金子别名千两金、菩萨豆（《日华子本草》），续随子（《开宝本草》），联步（《斗门方》），滩板救（《湖南药物志》）。其为大戟科植物续随子的种子。8～9 月间，种子成熟后，割取全草，晒干，打下种子，去净杂质。其主产河北、河南、浙江。此外，四川、辽宁、吉林、湖南、广西等地亦产。

2. 炮制方法

（1）生千金子

除去杂质，筛去泥沙，洗净，捞出，晒干，用时捣碎。

（2）千金子霜

取生千金子，除去外壳，将果仁碾碎，用吸油纸多层包裹，压榨去油，如此反复操作数次，至油几净、粉末松散，取出碾细，过筛。

3. 功能与主治

主要用于逐水消肿，破症杀虫。治水肿胀满，痰饮，宿滞，癥瘕积聚；妇女经闭；疥癣疮毒，蛇咬，疣赘。具抗肿瘤作用。

4. 药理作用

种子中的脂肪油，新鲜时无味、无色，但很快变恶臭而有强辛辣味，对胃肠有刺激，可产生峻泻，作用强度为蓖麻油的3倍，致泻成分为千金子甾醇。甲醇提取物有抗肿瘤作用。

5. 功能与主治

行水消肿，破血散结。用于水肿，痰饮，积滞胀满，二便不通，血瘀经闭；外治顽癣，疣赘。

6. 临床应用

（1）治疗晚期血吸虫病腹水

取新鲜千金子去壳捣泥装入胶囊，根据腹围大小决定用量。腹围较大者，每次2～3钱，早晨空腹服，5天服药1次。服药后30分钟有头晕、悉心或呕吐，继而有肠鸣腹泻，随之腹水渐退，腹围缩小。治疗21例，逐水效果显著，但服药后腹泻者达100%，呕吐者占45%左右，有的甚至吐出少量血液。为了减轻呕吐反应，曾制成肠溶胶囊内服，每次3～8粒（0.48～1.28钱），每日或隔日或隔几日服1次。使用结果，呕吐反应大大减少，且用药少，易吞服，药效快而猛，逐水效果不减。如腹痛及腹泻过剧时，可行对症治疗。千金子胶囊对肝，肾功能均无损害，但服药后应忌食碱、盐及不消化食物，症状改善后，应抓紧时机使用锑剂以根治血吸虫病。

（2）治疗毒蛇咬伤

取千金子20～30粒（小儿酌减）捣烂，用米泔水调服。治疗160例，一般服1次，重者服3次即效。神昏者加龙胆草1两煎服。

（3）治口眼㖞斜

将千金子捣成泥，成人按5∶1加入冰片和匀，贴健侧太阳穴、下关穴、颊车穴、地仓穴，矫正后即迅速取下药物，早期治疗1、3次，即可矫正。结合辨证采用中药内服方剂，一般7、20天即可痊愈。

（4）治带状疱疹

紫金锭，又名玉枢丹，其方源于明代陈实功的《外科正宗》。由山慈菇、红大戟、五倍子、千金子霜、朱砂、雄黄、麝香组成。治疗带状疱疹，取紫金锭数片，用食醋或凉开水磨化，用药棉蘸药汁外涂患部，每日3次，一般用药数日后即结痂而愈周。

7. 用法用量

1～2克，去壳，去油用，多入丸散服；外用适量，捣烂敷患处。

8. 处方应付

内服写千金子、千金子霜、续随子霜均付千金子霜。入汤药时须用袋包煎。外用千金子付生品用时捣烂。

（十五）白　降　丹

1. 来源

白降丹为二氯化汞和氯化亚汞的混合结晶。各地均可制造，以江西、湖南、湖北产量较大。

2. 炮制方法

（1）降法

取硝石、皂矾、食盐各一两五钱，研细，加入水银一两共研至水银不见星为度，再与朱砂、雄黄细粉各二钱，硼砂细粉五钱研匀。置瓦罐内，用文火熔融，不断搅拌，均匀地凝结罐底后，停止搅拌，用微火烘干，是谓结胎。将罐覆盖于稍大的磁碗上，接口处用韧纸浸湿围严，再用煅石膏粉调成糊状密封。另取与磁碗口直径相等之盆，盛满冷水，将罐碗置水盆上。在罐的周围罩一铁皮圈，罐与铁皮圈之间加入炭火（炭量一次加足），先用武火烧炼1小时，续用文火烧炼2小时，停火冷却，启罐，刮取白色结晶，即为白降丹。避光储存。

（2）升法

如上法结胎后，在罐上放一光底大碗（碗口向上），罐碗接合处如上法封。碗内盛满冷水。然后将罐移置火上烧炼，碗内频换冷水，约烧2小时，去火待冷，启罐取丹。

（3）《医宗金鉴》载法

朱砂、雄黄各二钱，水银一两，硼砂五钱，火硝、食盐、白矾、皂矾各一两五钱。先将朱、雄、硼三味研细，入盐、矾、硝、皂、水银，共研匀，以水银不见星为度。用阳城罐一个，放微炭火上，徐徐起药入罐化尽，微火逼令干，取起。如火大太，干则汞走，如不干则药倒下无用，其难处在此。再用一阳城罐合上，用棉纸截半寸宽，将罐子泥、草鞋灰、光粉三样研细，以盐滴卤汁调极湿，一层泥一层纸糊合口四、五重，及糊有药罐上二、三重，地下挖一小谭，用饭碗盛水放谭底，将无药罐放于碗内，以瓦挨谭口四边齐地，恐炭灰落碗内也。有药罐上以生炭火盖之，不可有空处，约三炷香，去火冷定开看，约有一两外药矣。炼时罐上如有绿烟起，急用笔蘸罐子盐泥固之。

3. 功能与主治

镇静，祛风通络，止痛。用于中风瘫痪，外伤疼痛，皮肤疥癣。

4. 附方

九一丹（《外科正宗》）：提脓拔毒，去腐生肌。生石膏九分，白降丹一分。共研极细，用棉纸拈作药线，润以面糊，将丹拌上，插入脓管，或撒疮上，以膏贴之。

（十六）蟾　　酥

1. 来源

蟾酥为蟾蜍科动物中华大蟾蜍或黑框蟾蜍的耳后及分泌的白色浆液，经加工干燥而成。主产于河北、山东、四川、湖南等地。多为野生品种。夏、秋二季捕捉蟾蜍，洗净体表，挤取耳后腺及皮肤腺的浆液，盛于瓷器内（忌与铁器接触），硒干储存。用时以碎块置酒或鲜牛奶中溶化，然后风干或晒干。以色红棕、断面角质状、半透明、有光泽者为佳。

2. 炮制方法

炙干蟾：将铁砂倒入锅内烧热，取切好的干蟾放入拌炒，至微焦发泡时取出，筛去铁砂，放冷。民间有以活蟾蜍，用黄泥徐裹，放火灰中煨存性后，研细入药者。

3. 药理作用

蟾毒配基类和蟾蜍毒素类均有强心作用，又有抗心肌缺血、抗凝血、升压、抗休克、兴奋大脑皮质及呼吸中枢、抗炎、镇痛及局部麻醉作用。蟾毒内酯类和华蟾素均有抗肿瘤作用，并能升高白细胞、抗放射线；还有镇咳、增加免疫力、抗疲劳、兴奋肠管和子宫平滑肌等作用。

4. 功能与主治

破癥结，行水湿，解毒，杀虫，定痛。用于疔疮，发背，阴疽瘰疬，恶疮，癥瘕癖积，臌胀，水肿，小儿疳积，慢性气管炎。

5. 临床应用

（1）治恶性肿瘤

1）肝癌：每次用华蟾素 4ml，肌内注射，每日 2 次。或每次用华蟾素 20ml 加 10% 葡萄糖 500ml 静滴，1 日 1 次。共治 69 例，显效 2 例，有效 34 例，无效 33 例，总有效率 52.1%。对不能采用手术、放疗与化疗的晚期肝癌尤宜。

2）肝、肺等晚期癌肿：每次肌内注射蟾酥注射液 2 ~ 4ml，1 日 2 次，小儿酌减，7 日为 1 个疗程。共治 44 例，显效 8 例，有效 22 例，无效 14 例。

3）皮肤癌：蟾酥 10 克，研细，放入 30ml 生理盐水，浸泡 10 ~ 48 小时后，蟾酥成糊状，再加入外用的磺胺软膏拌匀，制成含 10% 或 20% 的软膏备用。肿瘤周围以 75% 酒精消毒后，将软膏均匀地涂在肿瘤上。治 40 例，19 例肿瘤消失，活检后未发现癌细胞，有效率 47.5%，5 年治愈率为 22.5%。

4）乳腺癌：每次肌内注射华蟾素注射液 4ml，每日 2 次，连用 2 个月为 1 个疗程。共治晚期乳腺癌 23 例，治愈 1 例（1 年后无复发），显效 6 例，有效 11 例，无效 5 例，总有效率 78%。有效者瘤体明显缩小，为手术治疗创造了条件。

（2）手术局麻

1）以 1% 蟾酥酊作表面麻醉切除扁桃体 150 例，优良率达 98%，且无出血、感染、创口延迟愈合等并发症。

2）以蟾酥注射液 1ml（含生药 5 毫克），于两侧扶突、天突穴局部麻醉，行 20 例甲状腺切除术，18 例效果属优良。

（3）治白血病

将蟾酥 0.15 ~ 0.3 克装胶囊内，每晚睡前服，10 日为 1 个疗程，可连续服用。酌量配用泼尼松。治疗急性白血病 13 例，完全缓解 1 例，部分缓解Ⅰ级 2 例、Ⅱ级 1 例。有效 4 例均为急粒。或用蟾酥注射液，每次 2ml（含生药 70 毫克），肌内注射，日 2 次，疗程 40 ~ 50 日不等，以能耐受为度。并用泼尼松每日 30 ~ 60 毫克口服。治 9 例，完全缓解 1 例（急淋白血病），部分缓解Ⅰ级 1 例（恶性网状细胞病）、Ⅱ级 1 例（急性单核细胞白血病）。

（4）治结核病

1）用蟾酥水溶性总成分注射液治疗肺结核，每日总量 20 ~ 40 毫克（每支 2ml，相当蟾酥 10 毫克），分 1、2 次肌内注射，3 个月为 1 个疗程。结果单用该药组 54 例，1、2、3 个疗程的有效率分别为 68.5%、72.3% 及 72.2%；显效率分别为 24.1%、42.6% 及 61.1%。5

例合并用药者亦有较好疗效。

2）以蟾酥 0.1 克研细，加香油 100ml 搅匀，再用消毒纱条制成蟾酥香油纱条，填充伤口，保留 1～2 小时，以后隔日换药 1 次，治 40 例结核性瘘管，临床痊愈 36 例，好转 4 例。

3）以蟾酥注射液肌内注射，每日 18～20 毫克，儿童酌减，3 个月为 1 个疗程，持续 2、3 个疗程。治骨结核、附睾结核等 70 例，资料完整者 43 例，有效率 83.7%，痊愈、显效率 46.5%。

（5）治期前收缩

将蟾酥用胶囊分装或制成片剂，每粒（片）含蟾酥 1 毫克，开始每次口服 1 毫克，1 日 3 次。如不见效，从第四日起每次剂量增至 2 毫克。如仍无效于第七日再增量至 3 毫克。以后不再增加剂量，1 个月为 1 个疗程，共治 80 例，显效 26 例，有效 29 例，总有效率 68.8%。

（6）治病态窦房结综合征

每次服护心丹 2～3 粒（含蟾酥、麝香、人参、三七等），日 3 次，如疗效不显，可加至日 4 次，每次 3、5 粒，可长期服用。共治 21 例，对心悸、胸闷、胸痛及气急等症状均有明显改善。

（7）治呼吸及循环衰竭

蟾酥注射液，成人每次 2～4 毫克，小儿每次 1 毫克。

1）作为升压时速度宜较快，于 30 秒钟内注射为宜；作为呼吸兴奋时速度宜稍慢，于 3～5 分钟内注射完毕或静脉滴注。

2）新生儿窒息以脐静脉注射，紧急情况下，10～20 分钟后可重复 1 次，如无不良反应，以后每隔 30～60 分钟可重复 1 次。

3）个别肌内注射，每日 2～3 次。共治 500 例，升压有效率 90%，显效（血压恢复正常或收缩压上升 30 毫米汞柱以上）40%，升压迅速，维持时间长，且无过度升高现象，兴奋呼吸显著，效果优于洛贝林。

（8）治神经性皮炎

1）先用梅花针在皮损处锤打后，以蟾酥液涂，日 2 次，不加其他药物。共治 98 例，愈 78 例，好转 18 例，无效 2 例，有效率 97.9%，优于硫黄等治疗组。

2）以 1% 蟾酥酊外涂，每日 2～3 次，共治 8 例，效果显著，对苔藓样硬化者效佳，对播散性者无效。

6. 配伍应用

（1）蟾酥配麝香、朱砂

蟾酥味辛、温，归心经，具有止痛作用，麝香和朱砂均辛、温，具有消肿止痛、活血调经作用，与蟾酥合用治疗痈疽及恶疮。

（2）蟾酥配牛黄、冰片

蟾酥归心经，具有解毒止痛作用，牛黄、冰片归心、肝经，主治咽喉肿痛及口舌生疮，与蟾酥合用治疗咽喉肿痛及痈疖的作用增强。

7. 处方应付

写干蟾付制干蟾。

（十七）洋 金 花

1. 来源

洋金花别名山茄花（《扁鹊心书》）、曼陀罗花（《御药院方》）、押不芦（《癸辛杂识》）、胡茄花（《本草原始》）、大闹杨花、马兰花（《生草药性备要》），风茄花（《本草求原》）、洋大麻子花、关东大麻子花、虎茄花（《山东中药》），风麻花、酒醉花（《陕西中药志》），为茄科植物白曼陀罗或毛曼陀罗的干燥花。8～11月间，将初开放的花朵采下，晒干、阴干或微火烘干。亦可捆把后再晒干。其主要生长于山坡草地或住宅附近，分布于江苏、浙江、福建、广东、广西、湖北、四川等地。

2. 炮制方法

姜酒制：取姜汁和酒拌匀，喷入切碎的洋金花内，待其吸收，倒入100℃热锅内，炒至微焦即可。每洋金花500克，用生姜60克，高粱酒60克。

3. 功能与主治

主要用于定喘、祛风、麻醉止痛、治哮喘、惊痫、风湿痹痛、脚气、疮疡疼痛，并作外科手术麻醉剂。

4. 药理作用

东莨菪碱对大脑皮质和皮层下某些部位主要是抑制作用，使意识丧失，产生麻醉。但对延髓和脊髓则有不同程度的兴奋作用，有一定的镇痛作用。对支气管及胃肠平滑肌有松弛作用。有阿托品样作用，可解除血管痉挛，改善微循环及组织器官的血流灌注而有抗休克作用。有散瞳、调节眼麻痹及抑制腺体分泌的作用。洋金花生物碱能明显提高血液和大脑皮质超氧化物歧化酶活性，降低丙二醛含量。生物碱小剂量时，兴奋迷走神经中枢使心率减慢，剂量较大时，则阻滞心脏 M 胆碱受体，使心率加快。较高浓度的莨菪类具有抗心率失常作用和非特异性的钙通道阻滞作用。

5. 临床应用

（1）用于麻醉

相传我国名医华佗早在公元200余年，就曾应用"麻沸散"作为麻醉剂为患者施行刮骨、剖腹手术。近年来，继针刺麻醉之后，又进一步采用了以洋金花为主的中药麻醉，获得初步成功。

基本处方为：洋金花、生草乌、川芎、当归。给药途径：目前采用口服、灌肠、肌内注射、静脉滴注、穴位注射（耳穴、鼻穴）及耳根非穴位麻醉等6个途径给药，麻醉效果相似。临床应用425例，其中尚有老年人及乳婴，有肝硬变患者、高血压患者、休克患者、恶液质患者等，共施行大小手术81种，手术时间最长者达9小时以上。洋金花生药用量1次高达20克，术后一般恢复良好。上述病例采用中药麻醉手术无1例失败，麻醉效果满意者（指麻醉平稳，患者安静，能顺利完成手术，或手术刺激反应较明显，但不需改用其他麻醉，仍能完成手术操作者）占90%左右。

禁忌证：青光眼或有眼压增高者；心动过速或有心动过速病史者以及心肺功能明显代偿不全者；高热患者；严重高血压患者；肝肾功能严重损害者。

存在问题：

1）麻醉深度不够：临床观察及脑电图表明，过去大部分中药麻醉患者的麻醉深度，相当于乙醚麻醉的Ⅲ期一级。因此，对上腹部手术，部分患者肌肉松弛不够满意，内脏牵拉反应明显，使手术操作有一定困难，如在术前或术中配合使用八角枫或汉防己等，或封闭两侧足三里穴等方法，可有助于腹肌松弛。

2）苏醒时间长：采用口服或灌汤法，苏醒时间多在 10 ～ 12 小时；注射给药，苏醒时间约为 6 ～ 8 小时。有报道在手术将结束时，肌内注射槟榔注射液 1 ～ 2 毫升，同时静脉注射美解眠 40 毫升，能使苏醒提前 3 小时左右。对采取口服给药的病例，亦可在手术结束前从胃管抽去剩余药液，并注入甘草绿豆汤，亦能提早清醒。

3）窦性心动过速：可用 1% 普鲁卡因静滴代替冬眠药物，既能提早苏醒时间，又能控制心率。

（2）治疗慢性气管炎

用洋金花注射液每 5 天肌内注射 1 次，一般注射 4 ～ 5 次，每次注射液中含东莨菪碱 0.5 ～ 1.0 毫克，根据患者年龄、性别、体质强弱等具体情况，用量略有不同。一般于注射后 10 ～ 15 分钟出现反应迟钝；15 ～ 20 分钟进入浅睡，40 ～ 60 分钟进入深睡；3 ～ 4 小时后苏醒，醒后呼吸通顺，略有倦意。共治疗慢性气管炎 1200 例，临床控制率为 70%，显效率为 17%，用药后作心、肝、肾功能测定，未见有损害。此外，有用曼陀罗组成复方气管炎片、气管炎注射液作穴位（肺俞、定喘穴）交叉注射，10 次为 1 个疗程，验证 640 例，其中临床近控率 36%，显效率 23% 或用曼陀罗叶 100 克（鲜叶用 600 克），甘草 50 克，制成 25% 曼陀罗合剂内服，每次 4 ～ 5 毫升，10 天 1 个疗程，共治 44 例，均取得较好疗效。

（3）治疗精神分裂症

将曼陀罗花用白酒浸成 10% 酊剂，或制成 20% 煎剂。每日早餐后服 1 次，连服 6 天，停服 1 天。用量由 10 毫升开始，根据反应程度，逐渐增加至 40 ～ 80 毫升，以用药后 1 小时左右出现迷睡，并维持 2 ～ 3 小时为适宜。服药后有胃部不适及食欲减退的不良反应，可在每次服药当天上下午给胃蛋白酶或稀盐酸，并采用 0.5% 毛果芸香碱眼膏以减轻瞳孔散大及视力模糊。接受此种治疗后，患者的临床表现一般可分三个阶段：第一阶段，服药 15 分钟左右开始出现轻度不安，口干，瞳孔散大，视物不清。并可出现幻视，意识朦胧，定向障碍，步态不稳。部分患者有尿意频繁，少数有躁动恐怖情绪。这一阶段约持续 0.5 ～ 2 小时。第二阶段，主要为迷睡状态，可出现肌张力增强或减退，口涎增加，呼吸深缓，这一阶段 2 ～ 10 小时不等。第三阶段为醒转期，醒后自感头脑清醒，除胸闷、不思饮食、口干外，前述的临床表现均消失。根据对 62 例精神分裂症患者的观察，单独使用曼陀罗的疗效似不高，但对精神运动性兴奋有良好的宁静作用。

（4）治慢性气管炎

自制洋金花酊剂治疗 100 例，临床控制率 21.0%，显效率 17.0%，有效率 55.0%。

（5）治强直性脊柱炎

用花仙子胶囊（洋金花、制马钱子、花旗参、淫羊藿），早晚服，总有效率达 92.7%，疗效优于吲哚美辛。

6. 配伍应用

（1）洋金花配川芎

洋金花祛风止痛，有良好的麻醉止痛作用，川芎活血祛风止痛。二药配伍，治疗风湿痹痛、跌打损伤。

（2）洋金花配全蝎

洋金花祛风镇痉止搐，全蝎息风止痉。二药配伍，镇痉作用增强，用于癫痫及慢惊风之痉挛抽搐。

（十八）红　粉

1. 来源

红粉为由水银、硝石、白矾或由水银和硝酸炼制而成的红色氧化汞。其主产于河北、天津、湖北武汉、湖南湘潭、江苏镇江，其他地区亦可制造。

2. 炮制方法

原品入药。用时置乳钵内，加水少许，飞至极细，晒干，碾细。

3. 功能与主治

主要用于拔毒提脓、祛腐生肌、燥湿杀虫。主治痈疽疔疮、梅毒下疳、瘰瘤瘰疬、一切恶疮肉暗紫黑、疮口坚硬、腐肉不去、窦道瘘管、脓水淋漓、久不收口、湿疮、疥癣。

4. 临床应用

（1）九一散

石膏（煅）900克，红粉（水飞）100克，以上二味，分别研成极细粉，配研，过绢筛（不得用金属筛），混匀，即得。本品为浅橙色或浅粉红色细腻粉末。用硫氰酸铵液（0.1mol／L）滴定，含红粉按HgO计算，应为9.0%～11.0%。功能提脓、拔毒、去腐、生肌。用于疮疡痈疽溃后，脓腐未尽，或已渐生新肉的疮口。外用取本品适量均匀地撒在患处，对深部疮口及瘘管，可用含本品的纸捻插入，疮口表面均用油膏或敷料盖贴。每日换药1次，或遵医嘱。凡肌薄无肉处不能化脓，或仅有稠水者忌用。

（2）九一提毒散

石膏（煅）90克，红粉（水飞）10克，冰片5克。以上三味，分别研成极细粉，红粉与石膏配研，混匀。再与冰片配研，过筛，混匀，即得。本品为粉红色粉末；有冰片香气，味辛凉。取本品少许进行升华，升华物呈无色片状晶体；本品加水振摇后，在试管底部出现砖红色沉淀，加稀盐酸溶解，加氢氧化钠试液生成黄色沉淀；本品加稀盐酸溶解，用氨水调至中性或碱性，加草酸铵试液即产生白色沉淀。功能化腐生肌。用于疮疖肿痛，流脓流水，疮面溃烂，久不收口。外用，撒于患处。凡肌薄无肉处不能化脓或仅有稠水者忌用。

（3）提脓散

红粉600克、冰片20克、轻粉200克，以上三味，轻粉与红粉粉碎成极细粉；将冰片研细，与上述粉末配研，过筛，混匀，即得。本品为棕黄色的粉末，具冰片的香气。取本品加稀盐酸振摇使红粉溶解，滤过，滤液显汞盐的鉴别反应。另取本品加无水碳酸钠，混合后，置干燥试管中，加热，即分解析出金属汞凝聚在试管壁上，管中遗留的残渣加稀硝酸溶解后，滤过，滤液滴加硝酸银试液，即发生乳白色凝乳状沉淀。本品以容量沉淀法测定含红粉按HgO计算，应为68.5%～75.0%。功能提脓、化腐、生肌。用于痈疽疮疡，肿毒溃烂，久不收口。外用适量，撒布患处。本品有毒，不可内服。

（4）外用红汞药

净红粉1000克、冰片300克、麝香15克、银珠20克，取上药混合研细，过筛即得。

用于疮疡溃后，坚硬紫黑。外用，洗净疮口，视患处大小，酌药量，薄撒贴膏。

（十九）轻 粉

1. 来源

轻粉为粗制氯化亚汞结晶，产于湖北、河北、湖南、云南等地。

2. 炮制方法

用砖砌一炉灶，上有 10 个炉眼，每一炉眼放一平底锅。先将胆矾 3.5 斤、食盐 3 斤放于盆内，加水约 3 斤混合，放入水银 6.25 斤，搅拌成粥状，再加入红土约 10 大碗，拌和成半干半湿的软泥块，分成 10 份，捏成馒头形。另在平底锅中央撒一层沙土，将馒头状物分别放在沙土上，并用陶碗或瓷盆盖上，再用泥封固，以防泄气。先放在炉旁。每炉约用上等木炭 47 斤，先在炉外烧之全红，再装入各炉眼内，略烧片刻，即行通火，将炉眼中央摆成空型，若见有火苗之处，用炭压盖不使上燃，再将炉门关闭，开始焖火。等到炭已烧透，至无火苗，且外被一层白灰时，将已封固的平底锅放在每个炉眼上，将炉门关闭。22 小时后开锅，则见锅内出现多数多角形片状雪花样结晶，用鸡翎扫下，拣去杂质，遮光密闭保存。红土与沙仍可继续使用。

3. 功能与主治

平喘镇咳，止痛。用于哮喘咳嗽，胃痛。

4. 药理作用

轻粉有广谱抑菌作用，对多种革兰阳性与阴性菌及致病性皮肤真菌均有良好抑菌效果。口服有一定泻下和利尿作用。

5. 临床应用

（1）治狐臭

将轻粉 5 克研极细，加滑石粉 5 克混匀，开始每晚涂擦腋窝一次，数日后隔日 1 次，1 个月后可数日 1 次，治 100 余例狐臭，疗效满意。

（2）治汗斑

轻粉、海螵蛸各等份，先将海螵蛸置瓦片上焙干研粉，再入轻粉和匀，即成汗斑散，装瓶备用。用时先洗净局部，再扑擦汗斑散适量（若微汗后擦之效果更好）。治疗汗斑 31 例，结果初发者 1 次即愈，最多 3 次可愈，无复发病例。

（3）治阴茎癌

用红粉 9 克、轻粉 6 克、水银 3 克、红枣适量，共研末为丸，丸如绿豆大，每日 10 丸，不可超过 2 次。

6. 配伍应用

（1）轻粉配黄柏、煅石膏

轻粉辛、寒，外用攻毒敛疮，黄柏苦、寒，清热燥湿，解毒疗疮，煅石膏甘、辛，敛疮止血，三药配伍可治黄水疮痒痛，三药研磨为细末，凉水或麻油调涂。

（2）轻粉配大黄、硫黄

轻粉辛、寒，外用攻毒敛疮，大黄苦、寒，凉血解毒，硫黄酸，温外用解毒疗疮，三药配伍治酒齄鼻、痤疮。

（3）轻粉配大黄、甘遂、大戟

轻粉辛、寒，内服逐水通便，大黄苦、寒，泻下攻积，甘遂大戟均苦、寒，泻水逐饮，四药配伍治水肿便秘实证。

（二十）雪上一支蒿

1. 来源

雪上一支蒿为毛茛科乌头属植物短柄乌头、铁棒锤、宣威乌头的干燥块根，别称雪山一枝蒿、一枝蒿、铁棒锤、铁牛七、三转半。其主要分布在云南东北部和西北部，如东川、会泽、宣威、昭通、巧家、宁蒗、永胜、大理、丽江、中甸等县。野生于海拔 3100 ～ 4300m 的高山草地、多石砾山坡或疏林下，在海拔 250 ～ 3000m 处亦有栽培。四川西南部有少量分布，甘肃西部、青海东部祁连山一带也有分布，是四川民间广为流传和使用的跌打、疗伤的止痛药。对于跌扑肿痛、风湿红肿，特别是各种内外伤疼痛，内服外搽具有立竿见影的奇特疗效。但其毒性很大，用之得当治病，用之失当致命，误服或服用过量可能导致中毒死亡。

2. 药理作用

雪上一支蒿有镇痛、局部麻醉作用。对炎性肿胀、渗出及棉球肉芽增生等均有明显的抑制作用。对蛙心有近似洋地黄样作用，其所致心功能障碍，可被阿托品拮抗。有抗肿瘤作用。铁棒锤可引起心律失常和血压下降。

3. 临床应用

（1）疼痛证

该品辛散温通，性猛善走，能祛风湿，活血脉，尤擅止痛，为治疗多种疼痛的良药。常用于风湿痹痛、神经痛、牙痛、跌打伤痛、术后疼痛及癌肿疼痛等。可单用研末服，或泡酒外搽，或制成注射剂用。

（2）疮疡肿毒，虫蛇咬伤

该品能以毒攻毒，活血止痛，可单用泡酒外搽，治疮疡肿毒，毒虫及毒蛇咬伤、蜂叮等。

4. 使用注意

雪上一支蒿内服须经炮制并严格控制剂量，孕妇、老弱、小儿及心脏病、溃疡病患者忌服。

（二十一）闹 羊 花

1. 来源

闹羊花别名踯躅花（《本草图经》）、惊羊花、老虎花（《本草纲目》），石棠花（《本草纲目拾遗》）、黄喇叭花（《浙江中药手册》）、水兰花、老鸦花、豹狗花（《湖南药物志》）、黄蛇豹花（《闽东本草》）、三钱三、一杯倒、一杯醉（《广西中草药》）、黄牯牛花、石菊花、黄杜鹃花、石棠花、闷头花（《浙江民间常用草药》）。其为杜鹃花科植物羊踯躅的干燥花，其根、茎、叶和果也入药。四、五月花初开时采收，阴干或晒干，常见于山坡、石缝、灌木丛中。其分布江苏、浙江、江西、福建、湖南、湖北、河南、四川、贵州等地，主产江苏、浙江、安徽、湖南等地。

2. 功能与主治

闹羊花主要用于驱风、除湿、定痛。治风湿顽痹，伤折疼痛，皮肤顽癣。并用作手术麻醉。

3. 药理与毒理研究

（1）镇痛作用

闹阳花各种制剂均有镇痛作用，镇痛指数与阿片相似。作用以混悬剂最强，浸剂、酊剂次之，其镇痛作用随闹阳花剂量的增加而减弱。闹阳花有很强的麻醉作用。

（2）对心血管系统的作用

静脉注射闹阳花醇提取物可对抗 $BaCl_2$ 诱发的大鼠心律失常，但对 $CaCl_2$ 所致的小鼠心室颤动无效。小剂量闹阳花醇提取物静脉注射对血压无影响，但同样剂量注入侧脑室则有降压效应，哌唑嗪对此有明显对抗作用。

（3）其他作用

闹阳花煎剂在体外对葡萄球菌、白喉杆菌、炭疽杆菌和乙型链球菌有较强的抗菌作用。

（4）毒性

闹阳花对昆虫有强烈的毒性，性质属接触毒与食入毒，可使鳞翅目幼虫和蜣象等昆虫呕吐和迅速麻痹，其有效成分为木藜芦毒素和石楠素。闹阳花浸剂和酊剂小鼠灌胃的 LD_{50} 为 5.85 克/千克和 5.13 克/千克。木藜芦毒素给小鼠腹腔注射的 LD_{50} 为 1.5 毫克/千克，皮下注射为 4.36 毫克/千克，口服为 5.1 毫克/千克。鲜花浓汁兑酒内服，可使人麻痹失去知觉。制成烟剂供动物吸入可致中枢神经麻痹、呼吸中枢衰竭而死亡。

4. 临床应用

（1）用于手术麻醉

以 5% 闹羊花注射液作耳穴麻醉，每穴注射 0.1～0.2 毫升，体穴麻醉每穴用 0.2～1.0 毫升，耳穴不超过 5 个穴位，体穴不超过 12 个穴位。一般在注射后 5～10 分钟就可开始手术。麻醉后均诉穴位有酸胀感，即在术中仍可出现此种反应。从 94 例手术的麻醉过程看出，闹羊花穴位麻醉对头、颈、胸、腹部手术效果较好，对四肢、脊柱、会阴、生殖器、疝气等手术效果较差。曾有 1 例食管下段癌经耳穴麻醉后，开胸切开膈肌，清扫贲门两旁淋巴结，手术长达 8 小时，结果手术过程中除有轻度气促外，未见任何其他不适。另有用 5% 闹羊花注射液与维生素 B_1 注射液作耳穴麻醉各 100 例，结果前者镇痛效果较后者为优，诱导时间较短，应用辅助药物（哌替啶）人次亦少。患者用 5% 闹羊花注射液耳穴注射 15～30 分钟后，可见血压逐渐回升，并能维持平稳，安全渡过手术。在体穴麻醉中曾有个别晕针现象。此外，采用 50% 闹羊花 1～2 毫升肌内注射，同时以洋金花生物碱 5～10 毫克静脉滴注并配合适量辅助麻醉，亦能收到较好的麻醉效果。据实验和临床观察，闹羊花与洋金花同用，可以起到协同作用，增强洋金花的麻醉作用，并能抵消或减少洋金花的不良反应。

（2）治疗痹症（关节肿痛，或运动障碍）

取生闹羊花 4 两，金樱子根 1 两，洗净后，以烧酒 1 斤封浸 1 个月。成人每晚服药酒 15～20 毫升，体质较弱者 10～15 毫升（不可超量），具有止痛、消肿、恢复关节活动的作用。孕妇及体质明显虚弱者忌服。如遇轻度不适或出现中毒现象，应立即停药，并服绿豆汤等解毒剂以解之。

（3）生药

1）治癞痢头：鲜闹阳花擦患处，或晒干研粉调麻油涂患处。

2）治神经性头痛、偏头痛：鲜闹阳花捣烂，外敷后脑或痛处二至三小时。

3）治皮肤顽癣及瘙痒：鲜闹阳花五钱，捣烂擦患处。

4）治疟疾：闹阳花一分，嫩松树梢五钱，水煎服。

（4）制药

1）治风寒湿痹，身体手足手撮不逐，肢节疼痛，言语謇涩：闹阳花不限多少，以酒拌蒸，取出晒干，捣为末。用牛乳一合，暖令热，调下一钱。

2）治左瘫右痪：生干地黄、蔓荆子、白僵蚕各一两，五灵脂半两，闹阳花、天南星、白胶香、草乌头各一两。上为细末，酒煮半夏末为糊，丸如龙眼大。每服一丸，分作四服，酒吞下，日进二服。

3）治跌打损伤：三钱三二钱，小驳骨一两，泽兰二两。共捣烂，用酒炒热，敷患处。

（二十二）红 娘 虫

1. 来源

红娘虫为蝉科昆虫红娘子的干燥全虫。于6～8月间，朝露未干时捕捉。此虫能分泌毒液，刺激人的皮肤而发泡，故捕时宜戴手套及口罩。捕得后，蒸死或烤死，然后晒干。其主要产于湖南、河南、湖北、江苏、四川、安徽，河北等地；以湖南、河南产量较大。

2. 功能与主治

红娘虫主要用于攻毒，通瘀，破积。外用治瘰疬，癣疮；内服治血瘀经闭，狂犬咬伤。

（二十三）青 娘 虫

1. 来源

青娘虫为芫青科昆虫绿芫青的干燥全虫。4～5月间捕捉，捕得后入沸水中烫死。或置容器中蒸死，取出晒干或烘干。其分布河北、江苏、浙江、安徽、山西、内蒙古等地，产于江苏、安徽、浙江等地。

2. 功能与主治

青娘虫主要用于攻毒，逐瘀。治瘰疬，狂犬咬伤。

（二十四）升 药

1. 来源

升药由水银、火硝、白矾各等分混合升华制成。红色者称红升，黄色者称黄升。各地均产，以河北、湖北、湖南、江苏等地产量较大。研细末入药，陈久者良。又名红粉、三仙丹、红升丹、黄升丹。红升以红色、片状、有光泽者为佳；黄升以黄色、片状，有光泽者为佳。

2. 配伍应用

升药与煅石膏：升药有良好的拔毒去腐排脓作用，常与收湿敛疮的煅石膏同用，可随病情不同，调整二药的用量比例，如升药与煅石膏的用量比为1∶9者称九一丹，拔毒力较轻而收湿生肌力较强；2∶8者称八二丹，3∶7者称七三丹，1∶1者称五五丹，9∶1者称九转丹，则拔毒提脓之力逐步增强。

3. 药理作用

升药在体外对金黄色葡萄球菌、乙型溶血性链球菌、铜绿假单胞菌、大肠埃希菌等有很强的杀菌作用，效力比苯酚大 100 倍以上。但因升药的组方配伍和炼制方法不尽相同，致使其成分、杀菌力和疗效也有差别：实验表明，升药制剂可促使和改善创面微循环，减少微血栓，增加创面营养和血供，有利于创面愈合。

4. 临床应用

（1）治头颈部瘘管

先按水银 30 克，白矾 24 克，火硝 21 克，混匀，升华制成小升丹。用前将瘘管周围消毒，再用棉球裹药粉少许涂入瘘管中，或做成药捻(线)送入瘘管，隔日 1 次，一般换药 2～3 次后，瘘管脱落。腐败坏死物质排除干净，新鲜肉芽生长旺盛即停用，瘘管可自愈。共治 20 例均愈，随访一年以上，未复发。

（2）治慢性窦道

用红升药（1 号：红升药、生石膏各 1 份；2 号：红升药 2.5 份、生石膏 7.5 份；3 号：红升药 1 份、五宝丹 9 份）药条塞入慢性窦道，治疗 55 例，治愈率 96.4%。

（3）治皮肤溃疡

单用升药或将其制成八二丹剂型外用，治疗皮肤溃疡 105 例，有效率 98.9%。

（4）治胬肉

用平胬新（升药、枯矾等量研细末）外用，并盖贴黑膏药治疗胬肉 85 例，均获痊愈。

（二十五）砒　霜

1. 来源

砒霜为砒石经升华而得的精制品，毒性比砒石更剧，内服宜谨慎。其主产于江西、湖南、广东、贵州等地。

2. 功能与主治

劫痰截疟，杀虫，蚀恶肉。主治寒痰哮喘、疟疾、梅毒、痔疮、瘰疬、走马牙疳、癣疮、溃疡腐肉不脱。

3. 配伍应用

（1）腐肉不脱之恶疮，瘰疬，顽癣，牙疳，痔疮：外用具攻毒杀虫，蚀死肌，去腐肉之功。虽可单用贴敷，因易中毒且引起剧烈疼痛，故多配其他药物以轻其剂缓其毒。若治恶疮日久，可配硫黄、苦参、附子、蜡同用，调油为膏，柳枝煎汤洗疮后外涂，如砒霜膏。

（2）若配明矾、雄黄、乳香为细末，可治瘰疬、疔疮等，如三品一条枪。

（3）寒痰哮喘：可配淡豆豉为丸服，如紫金丹。

4. 临床应用

（1）制药

治疗疟疾：白砒石 0.3 克，放于中号膏药中心，于发作前 24 小时贴于 T_3 椎上，疟止揭下，治疗以间日疟为主的疟疾患者 94 例，痊愈 59 例，减轻 12 例，无效 23 例。

（2）生药

1）治疗慢性支气管炎：白砒 0.9 克，白矾、淡豆豉各 9 克，共研细末，制成散剂、丸剂或胶囊。成人每次 0.5 克，每日 1 次，睡前冷开水冲服，100 天为 1 个疗程，忌食油腻，治疗单纯型、喘息型支气管炎 69 例，临床治愈 7 例，显效 20 例，好转 35 例，无效 7 例。

2）用红砒研极细粉末，每次 2 ～ 3 克，加白开水 60 ～ 80ml，放入小烧瓶内，置乙醇灯上煮沸，用其蒸汽熏劳宫穴，先健侧后患侧，每次熏 20 ～ 30 分钟，日 1 次，10 天 1 个疗程，治疗颈淋巴结核 151 例，治愈 90 例。

3）治疗淋巴结核：砒石粉 1 ～ 2 克，加白开水 60 ～ 80ml 加热，熏蒸劳宫穴，每次 15 ～ 20 分钟，每日 1 次，10 日为 1 个疗程，疗程间停药 7 天，治疗 10 例，治愈 7 例，显效 3 例。

（3）酊剂

1）治疗斑秃：白信石 0.6 克、新鲜生姜 3 小块，放入高度白酒 60ml 中浸泡 2 天，取浸制的生姜擦患处，力度适中，边擦边蘸药液，每日 3 次，每次 1 ～ 3 分钟。可配服七宝美髯丹，每日 1 ～ 2 次，每次 9 克，治疗斑秃 200 余例，疗效甚佳。

2）牙髓失活剂：砒石具有牙髓失活作用，将砒石（芝麻粒大小）包在棉花中，蘸砒石炭酸溶液置于牙髓孔处，覆盖棉花，外封黏固剂 48 小时后，开髓去髓，用于牙髓失活 150 例，成功 107 例，总有效率为 90.7%。

（4）溶剂

用三氧化二砷注射液 10ml 加入 5% 葡萄糖注射液 300 ～ 500ml 内静脉滴注，日 1 次，治疗急性早幼粒性白血病 72 例，其中初治者 30 例，有效率 90%，复发性及难治者 42 例，有效率 64.2%。

（二十六）水　银

1. 来源

水银为一种液态金属，主要由辰砂矿炼出，少数取自自然汞。通常由辰砂矿石砸碎，置炉中通空气加热蒸馏，再经过滤而得。自然汞不甚多见。辛、寒、有毒。有杀虫、攻毒的功效。治疗疥癣、梅毒、恶疮、痔瘘。产于湖北、湖南、广西、贵州、四川等地。

2. 临床应用

（1）生药

1）治疥癣疮，经年不差：水银一两、白矾一两、蛇床子一两、雄黄一两、闾茹末一两，上药入炼猪脂半斤，研至水银星尽，便用敷之，日三两上。

2）治燥癣：水银、胡粉，研令调以涂之。

3）治热疮疥癣，痒痛不可忍者：水银、芜荑，酥和涂之。

4）治杨梅疮：水银、黑铅各一钱（结砂），黄丹一钱，乳香、没药各五分。为末，以纸卷作小拈，染油点灯，日照（熏）疮三次。

5）治白癜风：水银拭之令热即消，数拭之，差乃止。

（2）制药

1）治痔，谷道中虫痒不止：水银、枣膏各二两，同研相和，拈如枣形状，薄绵片裹，纳下部。若痛者，加粉三大分作丸。

2）治腋下狐臭：水银、胡粉，上二味以面脂研和涂之。

二、贵重细料药

（一）人 参

1. 来源

本品为五加科植物人参的干燥根。栽培者为"园参"，野生者为"山参"。多于秋季采挖洗净；园参经晒干或烘干，称"生晒参"；蒸制后干燥，称"红参"；山参经晒干，称"生晒山参"。

2. 炮制

（1）生晒参

取原材料，除去芦头、水洗、润透，切1～2mm薄片，干燥。

（2）红参

取原材料，除去芦头，蒸软或稍浸后考软，切10～15mm长小段润透切1～2mm薄片，干燥，或用时捣碎。

3. 功能与主治

大补元气，强心固脱，安神生津。用于虚脱，心衰，气短喘促，自汗肢冷，心悸怔忡，久病休克，神经衰弱，伤津口渴，脾虚少食，脉冷脉微，心源性休克。

4. 用法用量

1.5～9克。不宜与藜芦同用。

5. 处方应付

写人参付生晒参，其他随处方。

6. 附注

人参的芦头（根茎）性状较特殊；园参的加工品（生晒参、红参等）芦头长1～4cm，直径0.3～1.5cm，多拘挛而弯曲，具不定根和稀疏的凹窝状茎痕（芦碗）。山参的加工品（生晒山参等）芦头细长，约与主根等长或较长，上部具密集的基痕，不定根较粗，形似枣核。

7. 炮制作用

人参性味甘、微苦、微温。归脾、肺、心、肾经。具有大补元气、复脉固脱、补脾益肺、生津养血、安神益智的功能。生晒参偏于补气生津，复脉固脱，补脾益肺，用于体虚欲脱，肢冷脉微，脾虚少食，肺虚喘咳，津伤口渴，内热消渴，气血亏虚，久病虚赢，惊悸失眠，阳痿宫冷。如治气阴两伤的生脉饮，治脾胃虚弱，少食便溏，四肢乏力，形体消瘦的参苓白术散。

红参性味甘、微苦、温。归脾、肺、心、肾经。具有大补元气、复脉固脱、益气摄血的功能。用于体虚欲脱，肢冷脉微，气不摄血，崩漏下血。如治气虚欲脱，汗出肢冷的参附汤。

8. 炮制研究

人参中含人参皂苷、蛋白质、酶类、多肽类、氨基酸、糖类、有机酸、生物碱、萜类、炔类、脂类、挥发油、维生素、果胶和无机元素等成分。

人参皂苷是人参的主要有效成分，可被人参中含有的酶水解，生成皂苷元后，药效降低或丧失。35℃左右酶的活性最强，70℃以上加热可变性失活。人参经蒸制成红参，可破坏水解酶，防止人参皂苷的水解损失。

鲜人参在蒸制烘干等炮制过程中有部分多糖水解，转化成低聚糖或单糖，因而生晒参中多糖含量高于红参。加工红参时，人参中的淀粉经过蒸制和烘烤而糊化，转变为白糊精，最后变为红糊精，使人参颜色变红。人参经蒸制干燥后，质地坚硬，角质透明，既隔绝空气又隔绝水，对人参皂苷有机械保护作用。

田七素是人参产生不良反应的成分，研究表明，生晒参中田七素含量与鲜人参接近，而鲜人参加工成红参后，田七素降低近1倍。原因在于田七素是一种特殊氨基酸，属二元酸类，其性质对热不稳定，特别是在干燥红参加热脱水环境中，田七素易发生裂解，产生脱羧降解反应，含量降低，从而降低人参的毒副作用。

人参加工炮制后产生了新的成分，在成分含量比例上亦有变化，并导致了药理作用的差异。麦芽酚是红参的特有成分之一，有显著的抗过氧化作用，起到抗衰老的效果。在不同人参加工品中，红参中精氨酸双糖苷含量最高，该成分具有增强免疫功能、扩张血管、抑制小肠麦芽糖酶的活性。

药理研究发现，红参比生晒参有更强的抗肝毒活性。在对循环系统的作用强度、增强网状内皮细胞的吞噬能力、增强动物活动能力、抗利尿作用、增强心脏收缩幅度、增加动物动情期方面，红参的作用均强于生晒参。而在降压、抗疲劳和促进小鼠体重增长方面，生晒参强于红参。

人参传统炮制要求去芦，认为参芦有涌吐作用。成分分析表明：人参根和人参芦有效成分相近，但在人参皂苷、挥发油、无机元素的含量方面，人参芦比人参高。目前的实验研究和临床实践结果均证明人参芦无催吐作用。在小鼠游泳能力、常压耐缺氧、耐高温、耐低温、自主活动、抗利尿、抗惊厥及急性毒性方面，两者无明显差异。但参芦总皂苷有较强的溶血作用，不能供静脉注射使用，故供制剂使用时，人参宜去芦后应用。

（二）冬虫夏草

1. 来源

冬虫夏草为麦角菌科真菌冬虫夏草菌寄生在蝙蝠蛾科昆虫幼虫上的子座及幼虫尸体的干燥复合体。每年的农历四至五月间，积雪溶化的时候，便是冬虫夏草采收的季节，此时冬虫夏草出苗未超过一寸，如果过了这个时节，苗则会枯死。其主产于金沙江、澜沧江、怒江三江流域的上游，东至四川省的凉山，西至西藏的普兰县，北起甘肃省的岷山，南至喜马拉雅山和云南省的玉龙雪山。西藏虫草的产量大约占全国虫草产量的41%，青海省产量大约占全国虫草产量的33%，云南省和四川省虫草产量各占11%～16%上下。

2. 功能与主治

补肺益肾，用于气短咳嗽，腰膝软弱。冬虫夏草可以增强机体的免疫力，滋补肺肾，对肺癌、肝癌等有明显的抑制作用。在临床上对肺虚久咳，气喘，肺结核咯血，盗汗，肾虚腰膝酸痛，阳痿遗精，神经衰弱及化疗、放疗后的红细胞下降都有疗效。

3. 临床应用

（1）治病后虚损

冬虫夏草三、五枚，老雄鸭一只，去肚杂，将鸭头劈开，纳药于中，仍以线扎好，酱油酒如常蒸烂食之。

（2）治虚喘

冬虫夏草五钱至一两，配老雄鸭蒸服。

（3）治贫血、阳痿、遗精

冬虫夏草五钱至一两，炖肉或炖鸡服。

4. 附注

近年来一些地方将唇形科植物地蚕的地下块茎冒充冬虫夏草销售，应注意鉴别。特征：呈纺锤形，两端略尖，长 1.5～4cm，直径 0.3～0.7cm，略皱缩而扭曲，外表黄白色至棕黄色，具 4～15 环节，节上可见点状芽痕及根痕。质坚脆，易折断，断面略平坦，白色。气无，味微甜。本品用水浸泡易膨胀，膨胀后外表黄白色，呈明显结节状。冬虫夏草用水浸泡膨胀不明显。

（三）鹿　　茸

1. 来源

鹿茸为鹿科动物梅花鹿或马鹿的雄鹿未骨化的幼角，主产于吉林、黑龙江、辽宁、内蒙古、新疆、青海等地。其他地区也有人工饲养。夏秋两季雄鹿长出的幼角尚未骨化时，将角锯下或用刀砍下，用时去毛，切片后阴干或烘干入药。

2. 炮制

（1）酒浸

将鹿茸燎去毛茸，用玻璃片刮净，以布带包绕，用热白酒自底部孔内灌入，至浸透为度，切 1～2mm 薄片，晒干。每鹿茸片 100 千克，白酒 30 千克。

（2）酒蒸

将鹿茸燎去毛茸，先用玻璃片刮净，再用白酒洒湿至润透，置笼内稍蒸，取出，略晾，切 1～2mm 薄片，晒干。每鹿茸片 100 千克，用白酒 25 千克。

（3）乳炙

鹿茸燎去毛，用玻璃片刮净后置笼内蒸透，切 2～4mm 厚片，再用钳子夹着茸片蘸乳汁，在无烟炉火上烤炙至汁尽色黄为度，晒干。每鹿茸片 100 千克，用牛乳 50 千克。

3. 功能与主治

温肾壮阳，生精益血，补髓健骨。用于阳痿滑精，畏寒无力，血虚眩晕，腰膝痿软，虚寒血崩。

4. 临床应用

（1）酊剂

治虚寒型消化性溃疡：用单味鹿茸治疗，以酒浸服法（上等梅花鹿茸 40 克切成薄片，浸于 500 克白酒中，密封半月后服用）和研粉服法（上等梅花鹿茸 40 克以米酒汁浸胀十分钟捞起，文火烘干研成极细粉末）治疗。

（2）针剂

治疗乳腺增生：将鹿花盘即鹿茸的头部脱角盘制成针剂肌注。

5. 用法用量

1 ～ 2.5 克，一次冲服。

6. 配伍应用

（1）鹿茸配山茱萸

鹿茸温补下元，生精益血，山茱萸补益肝肾，固精缩尿。配伍补益肝肾、生精益血的功效更著。常用于肝肾不足所致的阳痿、遗精、腰膝酸软、头晕耳鸣、月经不调、崩漏不止等。

（2）鹿茸配杜仲

鹿茸能大补气血，益精填髓，杜仲长于补肝肾，强健腰膝。二药均有温肾壮阳、强筋骨之功。相配功得益彰，常用于精血归虚的头晕、心悸、腰膝酸软、阳痿、遗精等症。

（3）鹿茸配熟地黄

鹿茸补肝肾之阳而益精血，熟地黄补肝肾之阴而滋阴养血。二药都可补肝肾，相配可补肝肾阴阳精血不足。

7. 附注

高血压、肾炎、肝炎及肝肾功能异常者忌服。

（四）何 首 乌

1. 来源

本品为廖科植物何首乌的干燥块根，多系野生。秋、冬二季叶枯萎时采挖，削去两端洗净，个大的切成块，干燥。药材以体重、质坚、粉性足者为佳。

2. 炮制

（1）生首乌

取原药材，除去杂质，洗净，稍浸，润透，切 2 ～ 4mm 厚片或 8 ～ 12mm 立方块，干燥。

（2）制首乌

取净何首乌片或块，用黑豆汁拌匀，置非铁质的适宜容器内，密闭，隔水加热，炖至汁液被吸尽。或用黑豆汁拌匀，置蒸笼或水甑内，蒸至棕褐色时，取出，干燥。每首乌片或块 100 千克，用黑豆 10 千克。

（3）黑豆汁制法

取黑豆 10 千克，加水适量，煮 4 小时，熬汁约 15 千克，豆渣再加水煮 3 小时，熬汁约 10 千克，合并得豆汁约 25 千克。

3. 功能与主治

生首乌解毒、消痈、润肠通便，用于瘰疬疮痈，风疹瘙痒，肠燥便秘，高血脂症；制首乌补肝肾，益精血，乌须发，强筋骨，用于血虚萎黄，眩晕耳鸣，须发旱白，腰膝酸软，肢体麻木，崩漏带下，久疟体虚，高血脂症。

4. 用法用量

6 ～ 12 克。

5. 处方应付

写何首乌付制何首乌。注明生者付生何首乌。

（五）麝　香

1. 来源

麝香为鹿科动物林麝或马麝成熟雄体香囊中的干燥分泌物，主产于四川、西藏、云南、陕西、甘肃、内蒙古等地。野生麝香多在冬季至次春猎取，猎取后，割取香囊，阴干，习称"毛壳麝香"。用时割开香囊，除去囊壳，称"麝香仁"，其中呈颗粒者称"当门子"。

2. 功能与主治

开窍醒神，活血通络，散结止痛。用于热病，惊风，中风神志昏迷，心腹暴痛，心绞痛，腹部肿块，肢体麻木，疼痛，跌扑损伤，痈疽疮疡。

3. 临床应用

（1）生药

1）治疗外伤并发肠麻痹：以麝香穴敷（神阙穴）为主治疗。

2）治皮肤坏死性溃疡：单用麝香研细，少许生理盐水调后外敷治疗。

（2）制药

治疗中枢性意识障碍及失语：应用麝香注射液穴位注射（风府、风池、哑门）后，配合高压氧治疗。

4. 用法用量

0.03～0.1克，多入丸散服；外用适量。

5. 配伍应用

麝香用于寒凝血瘀所致心痛者可与吴茱萸、木香、桃仁等配伍；麝香用于热闭神昏者，可与犀角、牛黄等配伍；麝香用于血瘀经闭，痛经者，可与桃仁、红花、川芎等配伍。

6. 附注

曾发现有用蛋黄、肉类、淀粉、植物性粉末及泥沙等掺伪或伪造假麝香，可采用下列方法进一步鉴定：

1）取麝香仁粉末少量，置手掌中，加水润湿，用手搓之能成团，再用手轻柔即散，不应沾手、染手，顶指或结块。

2）取麝香仁少量，撒于炽热的坩埚中灼烧，初则并裂，随即融化膨胀似珠，香气浓烈四溢，应无毛。肉焦臭，无火焰或火星出现。灰化后，残渣呈白色或灰白色。

3）麝香仁粉末棕褐色或黄棕色，显微镜下为无数不定形颗粒状物集成的半透明或透明团块，淡黄色或淡棕色。团块中包埋或散在有方形、柱状、八面体或不规则的晶体，并可见圆形油滴，偶见毛及内皮膜组织。

（六）穿　山　甲

1. 来源

穿山甲为鲮鲤科动物穿山甲的鳞甲。

2. 炮制

制穿山甲：取净穿山甲片，分开大小，另将沙子置锅内炒松，倒入穿山甲，炒至鼓起呈金黄色为度，取出，筛出沙子，趁热入醋内淬之，取出，晒干，用时捣碎。

3. 功能与主治

活血散结，通经下乳，消痈溃坚。主治经闭癥瘕，乳汁不通，痈肿疮毒，关节痹痛，麻木拘挛。

4. 临床应用

（1）生药

产后乳汁不下：用炮甲片 10 克、王不留行 10 克、通草 6 克、当归 10 克、黄芪 30 克，炖猪蹄服；若乳房胀痛发硬而乳汁不下者，用当归 12 克，炙山甲 12 克，王不留行 15 克，通草、路路通、漏芦各 9 克；若为妇女闭经时，可用炮甲珠粉 6 克，冲黄酒分 3 次服用，经行即停服。

（2）制药

1）祛瘀散结：经临床验证，凡属跌打损伤，关节肿胀，胁肋疼痛，半身不遂以及各种淋巴结肿大，肿瘤包块及各种癌症均可以使用穿山甲进行治疗。如治瘀血所致之经闭用炮山甲 15 克，鸡内金 12 克，水煎分 2 次服，数日即效。

2）治乳癌：用穿山甲 240 克，蜈蚣 60 克，全蝎 120 克，共研细末，和丸如黄豆大，每日 1 粒，有消积散结之功。

（3）酊剂

风寒湿痹：对风寒湿痹而致的手足麻木，四肢疼痛，拘挛等症，可用穿山甲通经络，活气血。常配伍羌活、防风、天麻、独活、当归、川芎、桂枝、伸筋草、威灵仙、络石藤等。如治风湿痹痛可取穿山甲 15 克、威灵仙 30 克、宣木瓜 30 克、细辛 15 克，以酒 1000 毫升浸泡 7 天后，每服 20 毫升，日服 2 次，其效较好。

5. 用法用量

4.5～9 克。

6. 处方应付

写穿山甲、山甲、山甲珠均付制穿山甲。

7. 炮制原理

穿山甲质地坚硬，不易煎煮和粉碎，并有腥臭气，多不直接入药。砂炒或炒醋淬后质变酥脆，用于粉碎及煎出有效成分，矫正其腥臭之气。

炮山甲善于消肿排脓，搜风通络，用于痈疡肿痛，风湿痹痛。如治痈毒初起，赤肿焮痛的仙方活命饮；治风湿痹痛，筋脉拘挛的透痉解挛汤。

醋山甲通经下乳力强，用于经闭不通，乳汁不下。如治经闭不同的穿山甲散（《妇科大全》）及产妇乳汁不下的涌泉散（《宝鉴》）；还可治跌打损伤，瘀血肿痛，如复元活血汤。

穿山甲炮制前后的化学成分基本相同，但炮制后 L- 丝 -L- 酪环二肽和 D- 丝 -L- 酪环二肽的含量显著增高，分别为生品的 7.14 倍和 44 倍。穿山甲各炮制品煎煮液及体外溶出中的蛋白质含量明显高于生品，穿山甲炮制后不仅易于粉碎，且煎煮量及体外溶出量均明显增加，表明穿山甲炮制后入药合理。对穿山甲生品与不同炮制品的煎液分析结果表明，总浸出物、总蛋白质和钙的含量是醋淬品＞砂炒品＞生品。因此，认为醋淬品质量为最好，砂炒品次之，生品不应直接入药。

以 L- 丝 -L- 酪环二肽和 D- 丝 -L- 酪环二肽的含量为指标，优选醋淬穿山甲的炮制工艺，以砂烫温度 230℃，砂烫保温时间 8 分钟，加醋量 30%，醋淬时间 45 秒为佳。以"鼓起，卷曲，呈金黄色或棕黄色，质酥脆"为标准，优选出微波炮制穿山甲的最佳工艺条件为 100% 的微波火力，烘烤 3.5 分钟。与砂烫法比较，微波法炮制品的水溶性浸出物、蛋白质含量和成品率均较高。

（七）羚　羊　角

1. 来源
羚羊角为雄性牛科动物赛加羚羊的角。其主产于新疆、青海、甘肃等地。全年均可捕捉，以秋季猎取最佳。猎取后据取其角，晒干。

2. 炮制
取羚羊角，劈开，除去骨塞，置水中浸泡至透，捞出镑成薄片，晾干，或锉成细粉。

3. 功能与主治
羚羊角具有平肝息风，清肝明目，散血解毒之功效。常用于肝风内动，惊痫抽搐，妊娠子痫，高热痉厥，癫痫发狂，头痛眩晕，目赤翳障，温毒发斑，痈肿疮毒。

4. 临床应用
（1）治肝中风，筋脉拘急，舌强语涩：羚羊角屑一两、独活一两、附子一两（炮裂去皮、脐），上为末，每服三钱。水一中盏，入生姜半分，同煎至六分，去滓，入竹沥一合，更煎一二沸，温服。

（2）治伤寒时气，寒热伏热，汗、吐、下后余热不退，或心惊狂动，烦乱不宁，或谵语无伦，人情颠倒，脉仍数急，迁延不愈

羚羊角磨汁半盏，以甘草、灯芯各一钱，煎汤和服。

5. 用法用量
0.9～1.5 克（磨汁），1.5～3 克（煎汤）或入丸、散剂。

6. 配伍应用
（1）羚羊角配钩藤

二药均能凉肝息风，清热定惊，相须配用，其效较强，可治疗温热病壮热，神昏，手足抽搐及小儿痫证。

（2）羚羊角配伍石决明

二药均能平肝息风，两药配用，常用于治肝火上亢及肝阳浮越头痛，头晕。

（3）羚羊角配夏枯草

二药均能清肝火，羚羊角咸寒入血分，能平肝息风，夏枯草苦寒入气分，兼散肝气郁结。两药配用，可治肝阳上亢，肝火内盛的头痛，头晕，目赤等证。

（八）犀　　角

1. 来源
犀角为犀科动物印度犀、爪哇犀、苏门犀的角。由于犀牛是国家保护动物，犀角已被禁止作为药物来使用，现在多用水牛角来代替。水牛角可替代犀角，但不能等同水牛角替代犀角，需调整剂量。水牛角与犀角，在性味、功效上基本相同，从成分分析上亦基本一致，但临床应用上犀角性阴寒，清胃热，凉心血，为除火热、解血毒之专药。

2. 炮制

（1）犀角片

取整犀角，劈成瓣后，置温水中浸透，捞出。镑成薄片，晾干。

（2）犀角粉

取犀角锉成粉，再研成细粉。

3. 配伍应用

配石膏，清热解毒；配黄连治疗外感。

4. 功能与主治

清热发神，凉血止血，解斑化毒。用于急性热病，热入营血之神昏谵语，惊厥抽搐，热毒炽盛，发斑发疹，血热妄行，吐血，衄血，下血，疮疡肿痛。

5. 临床应用

（1）制药

1）治温热暑疫，痉厥昏狂，谵语发斑，舌色干光，或紫绛，或圆硬，或黑苔；兼治痘疹毒重，夹带紫斑，暨痘疹后余毒内炽，口糜咽腐，目赤神烦。

犀角尖（磨汁）、石菖蒲、黄芩各六两，怀生地（冷水洗净浸透捣绞汁）、金银花（鲜者捣汁用尤良）各一斤，粪清、连翘各十两，板蓝根九两，香豉八两，元参七两，花粉、紫草各四两。各生晒研细（忌用火炒），以犀角、地黄汁、粪清和捣为丸（切勿加蜜，如难丸可将香豉煮烂），每重三钱。凉开水化服，日二次。小儿减半。如无粪清，可加人中黄四两研丸。

2）治太阴温病，神昏谵语者：犀角尖二钱（冲磨）、元参心三钱、莲子心五分、竹叶卷心二钱、连翘心二钱、连心麦冬三钱，水煎服。

3）治伤寒热毒内盛，身发赤斑：犀角（镑）、麻黄（去根节）、石膏各一两，黄连（去须）三分，山栀子仁一两半。上五味，粗捣筛，每服五钱匕，水一盏半，煎至一盏，去滓，温服（《圣济总录》犀角汤）。

4）治急黄，心膈烦躁，眼目赤痛：犀角屑一两、茵陈二两、黄芩一两、栀子仁一两、川升麻一两、川芒硝二两。上药，捣筛为散。每服四钱，以水一中盏，又竹叶三七片，煎至六分，去滓，不计时候温服。

5）治伤寒及温病，应发汗而不汗之内蓄血者，及鼻衄、吐血不尽，内余瘀血，面黄，大便黑犀角一两、生地黄八两、芍药三两、牡丹皮二两。上四味，细切，以水九升，煮取三升，分三服。

6）治下痢鲜血：犀角（屑）、干地黄、地榆各二两。上三味，捣筛，蜜丸如弹子大。每服一丸，水一升，煎取五合，去滓，温服之。

7）治孩子惊痫不知人，迷闷、嚼舌、仰目者犀角末半钱匕，水二大合，服之。

8）治小儿疮疹，不恶寒，但烦躁，小便赤涩，多渴，或赤斑点者犀角（镑）、甘草（炙）各半两，防风二两，黄芩半两。上为粗末。每服三钱，水一盏，煎至七分，去渣温服，不拘时候。

9）治小儿丹毒，遍身游走，风热烦躁昏愦：牛蒡子（炒）、荆芥、防风、黄芩各一钱，犀角五钱，生甘草五分，水煎服。

10）治疗热病咽喉赤肿、口内生疮、不能下食犀牛角屑一两、川升麻一两、川大黄（锉碎、微炒）一两，马牙硝半两，黄柏（锉）半两，黄芩一两，上药捣筛为散，以水四大盏煎至一大盏，去滓，入蜜三合相和煎一两，沸，放温，徐徐含咽。

（2）生药

治吐血似鹅鸭肝，昼夜不止犀角二两（锉屑生用），桔梗二两（生用）。上二味，捣罗为散。暖酒调下二钱匕。

6. 用法用量

研细粉用，0.6～1.8克。另，恶川乌、草乌。

（九）血　　竭

1. 来源

血竭为棕榈科植物麒麟竭果实及树干中的树脂。采取果实，置蒸笼内蒸煮，使树脂渗出。或取果实捣烂，置布袋内，榨取树脂，然后煎熬成糖浆状，冷却凝固成块状。亦有将树干砍破或钻以若干小孔，使树脂自然渗出，凝固而成。其分布印度尼西亚、马来西亚、伊朗。我国广东、台湾亦有种植。

2. 功能与主治

散瘀定痛，止血生肌。用于跌打损伤，内伤瘀痛，外伤出血不止，疮溃不敛。

3. 临床应用

（1）生药

1）治伤损筋骨，疼痛不可忍：麒麟血一两，没药一两，当归一两（锉，微炒），白芷二两，赤芍药一两，桂心一两。捣细罗为散，每服以温酒调下二钱，日三、四服。

2）治产后败血冲心，胸满气喘血竭，研为细末，温酒调服。

3）治鼻衄：血竭、蒲黄等份。为末，吹之。

4）治瘰疬已破，脓水不止者：血竭（炒）二钱半，大枣二十个（烧为灰），干地黄半两（别为末）。上三味，都细研如粉，以津唾调贴疮上。

5）治一切不测恶疮，年深不愈：血竭一两，铅丹半两（炒紫色）。上二味，捣研为散，先用盐畅洗疮后贴之。

6）治臁疮不合：血竭末敷之，以干为度。

7）治痔漏疼痛不可忍：血竭，为细末，用自津唾调涂，频为妙。

8）治白虎风，走转疼痛，两膝热肿：麒麟竭一两，硫黄一两（细研）。捣罗为散，研令匀，以温酒调下一钱。

9）治一切金疮及肿毒溃烂不生肌肉：血竭、净发灰、乳香、没药、轻粉、象牙末各等份，冰片少许。共为末，掺之。

10）治下疳：血竭、儿茶、乳香（去油）、龙骨（研细末）、没药（去油）各三分，研细掺之。

（2）醋药

治腹中血块：血竭、没药、滑石、牡丹皮（同煮过）各一两。为末，醋糊丸，梧桐子大，服之。

4. 用法用量

口服0.3～0.9克；或入丸散剂。外用研末撒敷于患处。孕妇慎用。

5. 配伍应用

（1）配没药

其活血破瘀之力增强，用于跌打损伤，瘀血肿痛。

（2）配乳香

活血生肌，又敛疮，伸筋，故可用于恶疮痈疽，久不收口，金疮出血，创口不合等症。

6. 处方应付

写血竭付血竭块；写血竭粉付血竭粉。

（十）阿　胶

1. 来源

本品为驴皮经煎熬，浓缩制成的固体胶。

2. 炮制方法

（1）阿胶

将驴皮漂泡，去毛，切成小块，在漂泡洗净，多次水煎，滤过，合并熬夜，用文火浓缩（或加适量黄酒、冰糖、豆油）至稠膏状，冷凝，切块，阴干。

（2）阿胶珠

取适量蛤粉，置炒药锅内，用文火加热，将蛤粉炒热后，加入净阿胶丁（阿胶小块），翻动烫至鼓起呈圆珠状，表面呈灰色或黄白色时，取出，筛去蛤粉，摊开晾凉。每阿胶100千克，用蛤粉2.5千克。

3. 功能与主治

滋阴润燥，补血，止血。用于贫血，心悸，燥咳，咯血，崩漏，先兆流产，产后血虚，肌痿无力。

4. 用法用量

3～9克。溶化兑服，或打碎，以煎好的药汁溶化后服。

5. 处方应付

写阿胶付阿胶，写阿胶珠付阿胶珠。

6. 炮制原理

阿胶为补血药，烫制后可曾其止血作用，并有利于粉碎配制成药。烫制时控制火候，力求均匀，火力过小不成珠，过大表面易焦化破碎，内黑心。蛤粉过热时可加适量凉蛤粉，调节温度。蛤粉超阿胶降低了滋腻之性，质变酥脆，利于粉碎，同时也矫正了不良气味，善于益肺润燥。用于阴虚咳嗽，久咳少痰或痰中带血。如治肺虚火盛，咳喘咽干痰少，或痰中带血的补肺阿胶汤（《药证》）。蒲黄炒阿胶以止血安络力强，多用于阴虚咳血，崩漏，便血。如治脾阳不足所致的大便下血，或吐血，血色黯淡，四肢不温的黄土汤（《金匮》）；治冲任不固，崩中漏下，妊娠下血的胶艾汤（《金匮》）。

阿胶多由骨胶原及其部分水解产物组成，总氮量为16%，含17种氨基酸，以及K、Ca等18种微量元素等。研究表明，阿胶含甘氨酸最多，其次为脯氨酸，不同的产地含量不一。炮制后某些氨基酸含量稍有下降，某些氨基酸含量略有增加，对大多数氨基酸含量基本无影响，微量元素含量因产地不同而有明显差异。

阿胶珠与阿胶丁的比较研究表明两者均含相同种类的氨基酸，但阿胶丁氨基酸总量为63.55%，阿胶珠氨基酸总量为73.13%。阿胶珠较阿胶丁含量高，是因经烫珠后水分大大降低，同时烫珠温度可达140℃，肽键易断裂，亦使氨基酸含量提高。而烫炒受热时间短，氨基酸种类并无变化。阿胶烫珠后，可入汤剂煎煮，而且易于粉碎制备丸、散等制剂。

阿胶丁、烤阿胶珠、烫阿胶珠作总氨基酸测定，以及烊化速率、溶出度为指标，结果表明：含氨基酸量三者无明显差异，但阿胶丁溶出慢，烫阿胶珠因表面部分蛋白质焦化、变质，含量略低，而烤阿胶珠质量最好。

（十一）金钱白花蛇

1. 来源

本品为眼镜蛇科动物银环蛇的干燥体。夏秋二季捕捉。剖开蛇腹，除去内脏，擦净血迹，用乙醇浸泡处理后，盘成圆形，用竹签固定，干燥。

2. 功能与主治

祛风，活络，镇痉，攻毒。用于半身不遂，四肢麻木，抽搐痉挛，破伤风，关节酸痛，类风湿性关节痛，麻风。

（十二）牛　　黄

1. 来源

牛黄为牛科动物牛干燥的胆结石。牛黄分为胆黄和管黄两种。由牛胆汁提取加工而成的称为人工牛黄，牛黄研末可冲服或入丸散。天然牛黄很珍贵，国际上的价格要高于黄金，大部分使用的是人工牛黄。

2. 炮制

取原药材，研成细粉或加适量清水，研成极细粉。

3. 功能与主治

清心，解热，豁痰，镇痉，解毒。用于热病，高热神昏，谵语，烦躁不安，小儿惊风抽搐，痰热壅盛，咽喉肿痛，口舌生疮，痈肿疔疮。

4. 临床应用

（1）用于温热病及小儿惊风之壮热神昏，惊厥抽搐等症。牛黄清心、凉肝，有息风止痉、定惊安神之效。常与朱砂、全蝎、钩藤等配伍，如牛黄散。

（2）用于温热病热入心包，中风，惊风，风痛等痰热蒙蔽心窍所致之神昏、口噤、痰鸣等症。本品既能清心热，又能化痰、开窍醒神。单用本品为末，淡竹沥化服即效，如《外台秘要》治婴儿口噤方。或与麝香、栀子、黄连等配伍，共奏清热化痰、开窍醒神之功，如安宫牛黄丸。

（3）用于咽喉肿痛，溃烂及痈疽疔毒等热毒壅滞郁结之证。本品清热解毒力强。治疗咽喉肿痛，口舌生疮，常与黄芩、雄黄、大黄等同用，如牛黄解毒丸；若咽喉肿痛、溃烂，可与珍珠为末吹喉，如珠黄散；用治痈疽、疔毒、乳岩、瘰疬等，又与麝香、乳香、没药等合用，以清热解毒、活血散结，如犀黄丸。

（4）用于高热烦躁，神昏谵语及惊痫抽搐等症。神昏谵语、惊痫抽搐，多由于高热或痰热蒙蔽清窍所引起。牛黄能清心热、豁痰浊，可收开窍定惊的功效。在临床上本品常和清热药与开窍药如黄连、黄芩、山栀、麝香等做成丸散，应用于热盛昏迷惊痛。

（5）用于咽喉肿痛腐烂、各种热毒疮痈。牛黄为清热解毒要药，对热毒引起的咽喉肿痛、疮痈肿痛及一些外科疾患属于阳症者都可应用，常配合青黛、冰片等治咽喉肿痛；配金银花、七叶一枝花、甘草等治疮疡。

（6）牛黄配以麝香、天竺黄、全蝎、钩藤，则豁痰开窍、清热镇痉；配黄连、黄芩、栀子、郁金、朱砂，则清热解毒、开窍安神；配青黛、珍珠、人指甲、象牙屑、冰片，则清热解毒、消肿定痛。

5. 用法用量

0.15 ～ 0.35 克，多入丸散服；外用适量，研末敷患处。

（十三）猴　枣

1. 来源

猴枣为猴科动物猕猴等内脏的结石。

2. 功能与主治

清热镇惊，豁痰定喘，解毒消肿。主治痰热喘咳，咽痛喉痹，惊痫，小儿急惊，瘰疬痰核。

3. 临床应用

治小儿惊风，痰多气急，喘声如锯，烦躁不宁：羚羊角 5 克，麝香 2 克，猴枣 20 克，煅月石 5 克，伽南香 5 克，川贝母（去心）10 克，青礞石（煅成绛色，水飞）5 克，天竹黄（飞）15 克。各取净粉，除麝香、伽南香外，先将其余药粉充分和匀，研至极细，随后加入麝香、伽南香二味细粉和匀，瓶装封固。每次服 0.5 ～ 1 克，日服一至二次，用温开水送服。

（十四）海　狗　肾

1. 来源

海狗肾为海狮科动物海狗、海豹科动物斑海豹或点斑海豹的阴茎和睾丸。其主产于我国渤海沿岸及黄海沿岸，如辽宁的锦西、兴城、大连等地。春季捕捉雄兽，割取阴茎和睾丸，置阴凉处风干。

2. 功能与主治

具有温肾壮阳，填精补髓之功效。常用于阳虚畏寒，阳痿遗精，早泄，腰膝痿软，心腹疼痛。

3. 临床应用

（1）治五劳七伤，真阳衰惫，脐腹冷痛，肢体酸痛，腰背拘急，脚膝缓弱，面色黧黑，肌肉消瘦，目眩耳鸣，口苦舌干，饮食无味，腹中虚鸣，胁下刺痛，夜多异梦，昼少精神，小便滑数，大肠溏泄，时有遗沥，但是风虚痼冷。腽肭脐一对（酒蒸熟，打和后药）、天雄（炮，去皮）、附子（炮，去皮、脐）、川乌（炮，去皮、尖）、阳起石（煅）、钟乳粉各二两，鹿茸（酒蒸）一两，独体朱砂（研极细）、人参、沉香。上为细末，用腽肭脐膏入少酒，白内杵，和为丸，如桐子大。每服七十丸，空心盐酒、盐汤任下。

（2）治下元久冷，虚气攻刺心脾小肠，冷痛不可忍：膃肭脐（焙，切）、吴茱萸（汤洗，焙炒）、甘松（洗，焙）、陈橘皮（汤浸去白，焙）、高良姜各一分。上五味捣罗为末，先用猪白腰一个，去脂膏，入葱白三茎，椒十四粒，盐一捻，同细锉银石器中，炒，入无灰酒三盏，煮令熟，去滓。每服七分盏，调药二钱匕，日三。

（十五）熊　　胆

1. 来源

熊胆为熊科动物黑熊或棕熊的胆囊。现多用人工熊胆。

2. 功能与主治

熊胆汁有清热解毒、平肝明目、杀虫止血的功效。主治湿热黄疸、暑湿泻痢、热病惊痫、目赤翳障、喉痹、鼻蚀、疔疮、痔漏、疳疾、蛔虫，多种出血。

3. 用法用量

内服：入丸散，0.2～0.5克。外用：适量，研末调敷或点眼。

4. 临床应用

（1）制药

1）治小儿惊痫：熊胆二大豆许，和乳汁及竹沥服。

2）治小儿一切疳疾，心腹虚胀，爱食泥土，四肢壮热：熊胆一钱（研），麝香半钱（研），壁宫一枚（去头、足、尾，面裹煨熟，研），黄连（去须，取末）一钱。上同研极细，以蟾酥和丸，黍米大。每服五丸，米汤送下。量大小加减，无时。

3）治疳羸瘦：熊胆、使君子仁各等份。研细，放入瓷器中，蒸熔，宿蒸饼，就丸麻子大。米饮送下二十丸，无时。

4）治小儿奶疳，黄瘦体热心烦：熊胆一分，青黛半两，蟾酥半两，黄连末半两，牛黄一分。上药，都研如粉，以猪胆汁和丸，如绿豆大。每服以粥饮下五丸，日三服，量儿大小，加减服之。

（2）生药

1）治蛔心痛：熊胆如大豆，和水服。

2）治目赤障翳：熊胆少许，化开，入冰片一、二片，铜器点之。或泪痒，加生姜粉些。

3）治五痔十年不瘥：涂熊胆，取瘥止。

4）治风虫牙痛：熊胆三钱，片脑四分。上为末，用猪胆汁调搽患处。

5）治小儿疳疮蚀鼻：熊胆半分，以汤化，调涂于鼻中。

（十六）藏　红　花

1. 来源

藏红花为鸢尾科番红花的干燥柱头，为秋植球根花卉，番红花原产于欧洲南部，主要种植于西班牙、法国、西西里岛、意大利亚平宁山脉以及伊朗和克什米尔，喜冷凉湿润和半阴环境，较耐寒，宜排水良好、腐殖质丰富的沙壤土。pH5.5～6.5。球茎夏季休眠，秋季发根、萌叶。10月下旬开花，花朵日开夜闭。四月下旬至五月上旬，番红花地上部分枝叶逐渐变黄，便可用铁耙从畦的一端小心起挖。挖出后，除去枝叶残根，在田间晾晒两天，再收贮室内。藏红花具有强大的生理活性，性甘，微辛，具有活血化瘀、健脾益气、止痛镇痛等功效。

2. 临床应用

其干燥柱头味甘性平，能活血化瘀，散郁开结，止痛。用于治疗忧思郁结，胸膈痞闷，吐血，伤寒发狂，惊恐恍惚，妇女经闭，血滞月经不调，产后恶露不尽，瘀血作痛，麻疹，跌打损伤等。国外用作镇静、驱风剂。

（十七）玳　瑁

1. 来源

玳瑁为龟科动物玳瑁背部的甲片，主产于中国的东南方，如广东、福建等。全年均可捕捉。将玳瑁倒悬，用沸醋泼之，其甲片即能逐片剥下，去掉残肉，洗净即得。

2. 功能与主治

祛风除痰，行气活血。主治咳嗽痰多，月经不调。有镇心安神、平肝息风的作用。可用于温热病的壮热神昏、说胡话，以及小二惊风、神昏痉厥抽搐等症。此外，还用于热毒痈肿及痘疮内陷，有清热解毒功效。

3. 临床应用

（1）预解痘毒

用生玳瑁、生犀角各磨汁一合，和匀，取半合温服。

（2）痘疮黑陷（乃心热血凝所致）

用生玳瑁、生犀角、同磨汁一俣、加猪心血少许、紫草汤五匙，和匀温服。

（3）迎风目泪（乃心肾虚热所致）

用生青玳瑁、羚羊角各一两，石燕子一双，共研为末，每服一钱，薄荷汤送下。

三、晋　药

（一）黄　芩

1. 炮制方法

（1）净制

除去杂质。

（2）切制

除去杂质，置沸水中煮10分钟，取出，焖透，切薄片，干燥。或蒸半小时，取出，切薄片，干燥。

（3）酒制

1）酒炒：取黄芩片，加酒拌匀，焖透，置锅内，用文火干炒，取出，放凉。每黄芩片100千克，用黄酒10千克。

2）酒蒸：取黄芩加米酒或加沸水拌匀，放置 2 小时，至酒被吸尽，蒸 1 ～ 2 小时至软，晒干或焙干。每黄芩 100 千克，用米酒 6.25 千克，沸水 2.5 千克。

（4）炒制

1）炒黄：取黄芩片，在热锅（120℃）内炒黄为度。

2）炒焦：取黄芪片，用大火炒至全焦，或用微火炒至焦黄，边缘微黑色。

2. 功能与主治

清湿热，泻火，解毒，安胎。用于温病发热，肺热咳嗽，肺炎，咯血，黄疸，肝炎，痢疾，目赤，胎动不安，高血压症，痈肿疖疮，酒黄芩主清上焦热。

3. 临床应用

（1）生药

1）治小儿心热惊啼：黄芩（去黑心）、人参各一分。捣罗为散。每服一字匕，竹叶汤调下，不拘时候服。

2）治慢性气管炎：黄芩、葶苈子各等份，共为细末，糖衣为片，每片含生药 0.3 克，每日三次，每次五片。

3）治少阳头痛及太阳头痛，不拘偏正：片黄芩，酒浸透，晒干为末，每服一钱。

4）治太阳与少阳合病，自下利者：黄芩三两，芍药二两，甘草二两（炙），大枣十二枚（擘）。上四味，以水一斗，煮取三升，去滓。温服一升，日再夜一服。

5）治淋，亦主下血：黄芩四两，细切，以水五升，煮取二升，分三服。

6）治吐血衄血，或发或止，皆心脏积热所致：黄芩一两（去心中黑腐），捣细罗为散。每服三钱，以水一中盏，煎至六分。不计时候，和滓温。

7）治崩中下血：黄芩，为细末。每服一钱，烧秤锤淬酒调。

8）安胎：白术、黄芩、炒曲。上为末，粥丸服。

9）治肝热生翳：黄芩一两，淡豉三两，为末。每服三钱，温汤送下，日二撮。忌酒，面。

10）治眉眶痛，属风热与痰：黄芩、白芷。上为末，茶清调。

（2）制药

1）泻肺火，降膈上热痰：片子黄芩，炒，为末，糊丸，或蒸饼丸梧子大。服五十。

2）治上呼吸道感染，肠炎：黄芩切碎，加四倍量水浸泡四小时，过滤残渣，再加二倍水浸泡两次，合并滤液，用 20% 明矾液倒入浸液中，调节 pH 为 3.5（每 100 公斤黄芩，需明矾 6 ～ 8 公斤），产生黄色沉淀，静置四小时，弃去上层清液，将沉淀物装入布袋中加水过滤，烘干，粉碎，造粒打片。每次服二至三片。

3）治妇人四十九岁以后，天癸却行，或过多不止：黄芩心枝条者二两（重用米醋，浸七日，炙干，又浸又炙，如此七次），为细末，醋糊为丸，如梧桐子大。每服七十丸，空心温酒送下，日进二。

4. 处方应付

黄芩、条芩、苦芩均付黄芩，注明酒黄芩付酒制黄芩。

5. 炮制原理

酒黄芩入血分，并可借黄酒升腾之力，用于上焦肺热及四肢肌表之湿热。同时，因酒性大热，可缓和黄芩的苦寒之性，以免伤害脾阳，导致腹泻。如治肺热咳嗽的黄芩泻肺汤（《张氏医通》）。黄芩炭以清热止血为主，用于崩漏下血，吐血衄血。如治血热妄行之吐血衄血，崩中漏下及血痢的荷叶丸（《经验方》）。

黄芩主含多种黄酮类化合物，其中黄芩苷、黄芩素、汉黄芩苷、汉黄芩素是其主要有效成分，还含有氨基酸、挥发油及糖类等成分。

实验表明，黄芩在软化过程中，如用冷水处理，易变绿色，是由于黄芩中所含的酶在一定温度和湿度下，可酶解黄芩中的黄芩苷和汉黄芩苷，产生葡萄糖醛酸和两种苷元，即黄芩素和汉黄芩素。其中黄芩素是一种邻位三羟基（5，6，7-OH）黄酮，本身不稳定，容易被氧化成醌类物质而变绿，使疗效降低。黄芩苷的水解与酶的活性有关，以冷水浸，酶的活性最大。而蒸或煮就可破坏酶，使其活性消失，有利于黄芩苷的保存。黄芩经过蒸制或沸水煮，即可杀酶保苷，又可使药物软化，便于切片，保证饮片质量和原有色泽。实验发现，三种水制黄芩中黄芩苷的含量，以水蒸品含量最高，水煮品含量次高，而水浸品含量较低。

但也有研究发现，黄芩素加冷水，在空气中暴露一个月未见变绿现象。按冷浸法炮制黄芩，从绿色物质中分离到一种绿色的内生菌，涂片显微观察为绿色椭圆形颗粒，经革兰染色呈阳性。该菌经多代培养，菌落依然呈绿色，且与黄芩冷浸炮制产生的绿色物质在显微镜下观察，其颜色、形态、大小一致。故认为，黄芩遇冷水变绿并非黄芩苷酶解产物黄芩素氧化所致，而是黄芩中存在的一种绿色内生菌，在冷浸条件下大量繁殖，因而呈现黄芩遇冷水变绿的现象。

炮制过程中温度和时间对黄芩苷含量的影响很大，利用高效液相色谱法对黄芩炮制品中黄芩苷的含量进行测定，生黄芩、酒黄芩、炒黄芩、黄芩炭中黄芩苷的含量依次降低。加热时间越长，温度越高，损失越多，其中黄芩炭中黄芩苷保存很少。

药理研究证明，黄芩中的黄芩苷和与汉黄芩苷均有解热、利胆、利尿、降压、镇静、抗菌作用。生黄芩的抗炎作用强于炙品，而黄芩酒炙能增强其免疫吞噬能力。

（二）黄　芪

1. 炮制方法

（1）蜜炙

先将炼蜜加适量开水稀释后，加入黄芪片拌匀，焖透，置锅内，用文火加热，炒成深黄色以不黏手为度，取出，放凉。每黄芪片 100 千克，用炼蜜 25 千克。

（2）酒蜜炙

用酒稀释炼蜜，加入黄芪片中拌匀，焖润至蜜被吸干，置锅内用文火加热炒至深黄色、不黏手时取出，放凉。每黄芪片 100 千克，用炼蜜 25 千克，酒 5 千克。

（3）炒炙

取黄芪片置锅内，用文火加热炒至黄芪深黄色，略具焦斑，取出放凉。

（4）烤制

将炼蜜与黄芪片拌匀，焖透备用。预热烤箱到 100℃，将铺好黄芪片的烤盘放入烤箱，烤制 1 小时，停止加热 10 分钟后，取出。每黄芪片 100 千克，用炼蜜 25 千克。

2. 功能与主治

补气固表，利尿，托毒排脓，生肌。用于气短心悸，虚脱，自汗，体虚浮肿，慢性肾炎，久泄,脱肛,子宫脱垂,痈疽难溃,疮口久不愈合。蜜黄芪益气补中,用于气虚乏力,食少便溏。

3. 临床应用

（1）体虚自汗（玉屏风散）：黄芪5钱,白术3钱,防风2钱,水煎服。

（2）脾胃虚弱以及气虚下陷引起的胃下垂,肾下垂,子宫脱垂,脱肛（补中益气汤）。黄芪4钱,党参、白术、当归各3钱,炙甘草、陈皮、升麻、柴胡各1.5钱,水煎服。

（3）失血体虚。黄芪1两,当归2钱,水煎服。

（4）血小板减少性紫癜。黄芪1两,当归、龙眼肉、五味子各5钱,红枣10枚,黑豆1两,水煎。

（5）脑血栓。黄芪0.5～1两,川芎2钱,当归、赤芍、地龙、桃仁、牛膝、丹参各3钱,水煎服。

（6）白细胞减少症、贫血。生黄芪、鸡血藤各2两,当归1两,党参、熟地黄各5钱。每日1剂,水煎2次,分2次服。孕妇当归减量。

（7）各种神经性皮炎。黄芪、党参、山药各5钱,当归、莲子、薏苡仁、荆芥、蛇床子、牛蒡子、地肤子、蝉蜕各4钱,甘草2钱。有感染者加生地黄3钱,黄柏4钱。老人、儿童酌减。水煎服。早晚各服1次,并用热药渣搽患处。

（8）乳汁缺乏。黄芪1两,当归5钱,王不留行、路路通、丝瓜络、炮山甲各2钱,水煎。

4. 处方应付

写黄芩、绵黄芪、口芪付生黄芪,注明蜜制者付蜜制黄芪。

5. 炮制原理

黄芪主要含有黄芪甲苷、磷脂类成分及氨基酸等。黄芪炮制后黄芪甲苷、黄芪中毛蕊异黄酮和芒柄花素含量均比生品含量低。磷脂成分不稳定,在受热情况下容易氧化分解,黄芪蜜炙后磷脂总量下降,蜜炙黄芪较生黄芪磷脂酸和溶血磷脂酰胆碱的含量增高,而其他磷脂组分则有所下降。黄芪各炮制品均含有17种以上的氨基酸,所含氨基酸种类相同,但含量差异很大,而且均以天门冬氨酸、谷氨酸、脯氨酸为主。总氨基酸含量高低顺序是:生黄芪>炒黄芪>酒黄芪>盐黄芪>米黄芪>蜜黄芪>麸黄芪。其中7种人体必需氨基酸含量高低顺序是:生黄芪>盐黄芪>酒黄芪>米黄芪>炒黄芪>麸黄芪>蜜黄芪。黄芪及其不同炮制品（酒制、盐制、炒制、米制、盐麸制、蜜炙）中多糖含量均高于生品。

实验表明,在提高小白鼠巨噬细胞吞噬能力方面,蜜炙黄芪和生黄芪与对照组相比,具有显著差异,而蜜炙黄芪又强于生黄芪。对2%的乙酰苯肼诱导的动物血虚、气虚的药理模型进行研究,蜜炙黄芪的补气作用强于生品。生黄芪和蜜炙品均有恢复受损红细胞的变形能力,而蜜炙黄芪对人体受损伤的保护作用又强于生品。

研究表明,炒炙温度对黄芪甲苷有显著影响,炒炙时间和投料量对结果无显著影响。用微波法炮制蜜炙黄芪中黄芪甲苷含量高于炒法蜜炙黄芪,正交试验中的微波火力和加热时间对蜜炙黄芪的效果具显著差异,含蜜量对蜜炙黄芪的影响无显著差异。通过对炒蜜炙黄芪和不同温度的烘蜜炙黄芪药理作用进行比较,烘蜜炙黄芪以70℃或80℃烘制24小时后,与传统炒蜜炙黄芪在LD_{50}、白细胞计数及分类、血红蛋白含量、免疫器官（脾、胸腺、淋巴结）重量、吞噬指数、尿量增加等方面都有相似的结果,无显著差别,故认为烘烤蜜炙黄芪可以代替炒蜜炙黄芪。

（三）酸 枣 仁

1. 炮制方法

（1）炒制

1）炒黄：取净酸枣仁，置热锅中，用文火炒至鼓起，色微变深，取出，放凉，用时捣碎。

2）炒焦：取酸枣仁置锅内，不断翻动用武火炒至鼓起至焦红色，喷水少许，灭尽火星，取出晾凉，晒干，入库即得。调剂时捣碎。

3）炒炭：取净酸枣仁置锅内，用武火炒至外呈黑色，内呈黑褐色为度，喷洒凉水适量，灭尽火星，取出，晾一夜。

（2）蜜制

先将酸枣仁炒至微黄，与蜜拌匀再炒干。每酸枣仁 100 千克，用蜜 12 千克。

2. 功能与主治

安神、养心、敛汗。用于失眠多梦，易惊，心烦心悸，健忘，虚汗，神经衰弱。

3. 处方应对

写酸枣仁、枣仁、炒酸枣仁均付炒酸枣仁，写生酸枣仁付生酸枣仁。

4. 炮制原理

炒酸枣仁种皮开裂，易于粉碎和煎出，同时炒至能起到杀酶保苷的作用。其作用与生酸枣仁相近，养心安神作用强于生酸枣仁。如治心虚血少之心悸健忘、失眠多梦的养心汤；治疗疗伤心脾、气血不足常与人参、白术、茯苓、远志等配伍，如归脾汤。治疗阴亏血少，虚烦不寐常与人参、远志、柏子仁、麦冬等配伍，如天王补心丹。

酸枣仁含酸枣仁皂苷 A 和 B、黄酮类、三萜类化合物、脂肪、蛋白质、甾醇、维生素 C 等。尚含微量具强烈刺激性的挥发油。

酸枣仁自古生熟同治，但从宋代以后逐渐出现了生熟异治之说。如《证类本草》记载："睡多生使，不得睡炒熟。"后来历代有沿用，即使现在也有此类用法。那么酸枣仁到底是生熟同治还是生熟异治呢？经过对古今文献研究，认为是生熟同治。如《证类本草》云："陶云醒睡，而经云疗不得眠，子肉味酸，食之使不思睡，核中仁服之疗不得眠。正如麻黄发汗，根节止汗也"，又"子似武昌枣而味极酸，东人啖之以醒睡，于此疗不得眠正相反矣"。清《本草从新》亦有论述，云"（酸枣仁汤）一方加桂一两，二方枣仁皆生用，治不得眠。则生用疗胆热好眠之说，未可信也。盖胆热必有心烦口苦之症，何以反能好眠乎？若肝火郁于胃中，以致倦怠嗜卧，则当用辛泻透发肝火，如柴薄之属，非枣仁所得司也。"另《本草便读》云："至于炒熟治胆虚不眠，生用治胆热好眠之说，亦习俗相治，究竟不眠好眠，各有成病之由，非一物枣仁可以统治也。"

从现代资料看，生、炒酸枣仁的化学成分到目前为止尚未发现明显不同。实验证明，微炒或炒黄的酸枣仁，水提取物或乙醚提取物含量均比生品增高；炒焦和炒黑均低于生品，尤以炒黑为甚。乙醇提取物含量各炒制品均低于生品，微炒差异较小，烘制差异较大，炒焦和炒黑差异最显著。实验结果表明，生、炒酸枣仁无论用热回流提取或冷浸提取均含有酸枣仁皂苷 A 和 B，黄酮 C 和黄酮 D，薄层层析亦显示，生酸枣仁在清炒和回流提取过程中，有效成分基本没有发生变化，二种酸枣仁皂苷和黄酮成分相同。又以薄层扫描法测定其生、炒酸枣仁两种提取液中的酸枣仁皂苷含量。结果表明，炒酸枣仁中的酸枣仁总皂苷明显高于生酸枣仁，其中酸枣仁皂苷 A 的含量差别较大，酸枣仁皂苷 B 的含量差别较小，这说明炒酸枣仁中酸枣仁皂苷易于煎提。

就药理作用比较，生、炒酸枣仁均有镇静安眠作用，只是炒品略强于生品。用枣仁甘草合剂治疗失眠 60 例，分三组，酸枣仁分为炒、半生半炒和生用各 20 例，另 20 例直接用炒枣仁粉 6 克。结果各煎剂、粉剂均有很好的镇静安眠作用。另有研究也证明生酸枣仁有同样的安眠作用，还有镇痛、降温（降血压）及抗惊厥作用。用生、炒酸枣仁给大鼠灌胃，记录睡眠脑电波，发现慢波睡眠平均时间明显增加，慢波睡眠发作频率亦增加，且发作时间持续延长，总睡眠量增加。通过生、炒酸枣仁水煎剂对小白鼠镇静、安眠、抗惊厥作用，两者之间无差别。

另据报道，生酸枣仁经清炒和微波炮制（将酸枣仁 100 克在微波炉中铺叠成 1.0cm，置于输出功率为 490W 的微波炉中加热 2 分钟，取出冷却）后，其水溶性浸出物含量及酸枣仁皂苷 A、B 的含量均有所提高。各样品中浸出物含量及酸枣仁皂苷 A、B 含量由低到高依次为：生品＜炒制品＜微波炮制品。

（四）山　药

1. 炮制方法
（1）麸制

取麸皮，撒在热锅中，加热至冒烟时，放入净山药片，迅速翻动，炒至山药表面呈黄色，取出，筛去麸皮，放凉。每山药片 100 千克，用麸皮 10 千克。

（2）土制

取伏龙肝粉置锅内，用文火加热，炒至轻松时，加入山药片，拌至表面挂土色，取出筛去土，放凉。每山药片 100 千克，用伏龙肝粉 30 千克。

（3）米制

在热锅内加入山药片及米，炒至米呈黄色，取出，筛去米，放凉。每山药片 100 千克，用米 30 千克。

（4）蜜麸制

锅烧热至约 180℃，撒入蜜炙麦麸，炒至冒烟，倒入山药片，在炒至山药片呈金黄色或微黄，取出，筛去麦麸，每山药片 100 千克，用蜜麸 6 千克。

（5）炒制

取净山药片，置锅内，微火炒至黄色或微具焦斑，取出，放凉。

2. 功能与主治

补养脾胃，益肺肾。用于脾虚腹泻，体虚咳嗽，肾虚遗精，糖尿病，小便频数；炒山药补脾健胃用于脾虚食少，泻泄便溏，白带过多。

3. 处方应付

处方写山药付生山药片，写土炒山药、麸炒山药均各处随处方。

4. 炮制原理

山药主要含有薯蓣皂苷元、皂苷、黏液质、氨基酸及淀粉等。薯蓣皂苷元也是合成甾体激素药物的原料。

土炒、清炒和麸炒能促使山药中薯蓣皂苷元的溶出（为生品的 2 ～ 3 倍）。土炒山药除了 Co 元素以外，各种微量元素含量均较生品有大幅升高，而麸炒品中某些微量元素的含量却降低。其游离氨基酸总含量亦是以山药的土炒品、麸炒品为最低。山药经炒制后，部分磷脂成分被破坏。麸炒后总糖含量由所增加。

（五）党 参

1. 来源

党参为桔梗科植物党参、素花党参或川党参的干燥根。秋季或春季发芽前采掘，并除去地上部分，洗净泥土，晒至半干，用手或木板搓揉，使皮部与木质部贴紧，饱满柔软，然后再晒再搓，反复三到四次干燥储存。主产于陕西、山西、甘肃等地。

2. 功能与主治

具有补气，健脾，生津作用。主治脾胃虚弱，泄泻，脱肛，或气液两伤，口渴舌燥等。饮片可分生、炒药两种：生药味甘，性平，益气生津力胜，多用于气液两虚或气血两亏；炒药味甘，性平偏温，补气健脾力强，多用于脾胃虚弱，泄泻，脱肛等。此外，部分地区还用 15% ～ 20% 蜂蜜拌制药和用粳米拌炒药。蜜炙药的目的是为增强补益润燥作用，米炒药则为增强补气健脾之功。

3. 炮制方法

（1）米制

1）取大米置锅内加热，喷水少去至米粘贴锅上，候烟冒出时，加入党参段，轻轻翻炒至显黄色，取出，放凉，去净米粒即得。每党参段 100 千克，用米 20 千克。

2）取大米置锅内，用文火加热，倒入党参片，炒至大米呈老黄色时，取出，筛去米，放凉。每党参片 100 千克，用大米 20 千克。

3）取米用武火炒成微黄色时，将党参片倒入，改用文火炒成黄色，出锅，筛去米。每党参片 100 千克，用小米 20 千克。

（2）蜜炙

取炼蜜用适量开水稀释后，加入党参片拌匀，焖透，置锅内，用文火加热，炒至黄棕色，不黏手时，取出放凉。每党参片 100 千克，用炼蜜 20 千克。

（3）麸制

将锅以武火加热，撒入麸皮，起烟时投入党参片，不断翻动，炒至片面呈黄色，取出，筛去麸皮。每党参片 100 千克，用麸皮 18 千克。

（4）蒸制

取党参置蒸具内，蒸至香气大出后约 1 小时，取出，切厚片或段，晒干。

4. 临床应用

（1）生药

1）气液两伤：常与北沙参同用，能增强益气生津作用。可用于肺中气液两伤，口渴舌燥，神疲体倦，或干咳音嘶。

2）气血两亏：常与熟地黄同用，具有益气养血作用。可用于气血两亏，身体羸弱，倦怠乏力，面色无华等。如两仪膏。

（2）炒药

1）脾虚泄泻：常与白术、山药、扁豆等同用。能增强补气健脾作用，可用于脾胃虚弱，大便泄泻，饮食少思等。

2）中气下陷：常与黄芪、白术、升麻、肉豆蔻等同用，具有补中益气、升阳举陷作用。可用于中气下陷，小腹肿胀，脱肛或久痢等，如参芪白术汤。

5. 炮制原理

党参主要含有皂苷、微量生物碱、菊糖及植物甾醇。

对党参米炒前后化学成分对比研究发现，炮制后有新成分产生，经分离鉴定新增成分之一为5-羟甲基糠醛（5-HMF），党参多糖与阿魏酸等有机酸共同加热是生成5-HMF的主要途径。

党参补气，能提高人体非特异性免疫功能。药理研究表明，在提高小白鼠巨噬细胞的吞噬能力和抗疲劳能力方面，蜜炙党参强于党参和米炒党参，而米炒党参又弱于生党参，因此，蜜炙能增强党参补中的作用。

（六）山　楂

1. 来源

山楂为蔷薇科植物山里红或山楂的干燥成熟果实。秋季果实成熟时采收，切片，干燥。

2. 功能与主治

消食健胃，行气散瘀。用于肉食积滞，胃脘胀满，泻痢腹痛，瘀血经闭，产后瘀阻，心腹刺痛，疝气疼痛，高脂血症。焦山楂消食导滞作用增强。用于肉食积滞，泻痢不爽。山楂炭收敛，用于肠风下血。

3. 炮制方法

（1）炒制

1）炒黄：取净山楂，置锅内，用文火炒至色变深时，取出放凉。

2）炒焦：取净山楂，置锅内用武火炒至外表焦黑色，内部黄褐色，取出，放凉。

3）炒炭：取净山楂，置锅内用武火炒至外表焦黑色，但需存性，喷淋清水，取出，晒干即得。

（2）蜜制

先将蜂蜜置锅内，加热至费，倒入山楂，用文火炒至不黏手为度，取出，放凉。每100千克山楂片，用炼熟蜂蜜18千克。

4. 临床应用

（1）制药

1）治一切食积：山楂四两，白术四两，神曲二两。上为末，蒸饼丸，梧子大，服七十丸，白汤。

2）治痢疾赤白相兼：山楂肉不拘多少，炒研为末，每服一、二钱，红痢蜜拌，白痢红白糖拌，红白相兼，蜜砂糖各半拌匀，白汤调，空心。

3）治肠风：酸枣并肉核烧灰，米饮调。

4）治老人腰痛及腿痛：棠梂子、鹿茸（炙）等份。为末，蜜丸梧子大，每服百丸，日二。

（2）生药

1）治食肉不消：山楂肉四两，水煮食之，并饮其汁。

2）治诸滞腹痛：山楂一味煎汤。

3）治寒湿气小腹疼，外肾偏大肿痛：茴香、柿楂子。上等份为细末，每服一钱或二钱，盐、酒调，空心热。

4）治产妇恶露不尽，腹中疼痛，或儿枕作痛：山楂百十个，打碎煎汤，入砂糖少许，空心温服。

5. 处方应付

写山楂、北山楂、东山楂均付山楂片。注明"炒"应付炒山楂，写焦山楂，山楂炭均付焦山楂。

6. 炮制原理

炒山楂酸味减弱，可缓和对胃的刺激性，善于消食止泻。用于脾虚食滞，食欲不振，神倦乏力。焦山楂不仅酸味减弱，且增加了苦味，长于消食止泻。用于食积兼脾虚和痢疾，如治疗饮食积滞的保和丸。山楂炭其性收涩，具有止血、止泻的功效。可用于胃肠出血或脾虚腹泻兼食滞者。如用酸枣并山楂肉核烧灰，米饮调下，治肠风下血。

山楂主要含黄酮类、有机酸类、糖分、鞣质、维生素 C、微量元素及磷脂等成分。

山楂中的总黄酮和总有机酸都集中在果肉中，山楂核中含量甚微，而山楂核又占整个药材重量的 40% 左右，故去核的方法是合理的（核可另做药用）。山楂不同炮制品中，总黄酮和有机酸类成分含量差异很大，这与受热程度有关。炒山楂对黄酮类成分无明显影响，有机酸稍有减量。焦山楂黄酮类成分、有机酸则大大降低。用电烘箱加热的烘烤品则与烘烤温度关系密切，超过 175℃ 后，减量幅度明显增大，当温度为 200℃，总黄酮类成分下降 40%，总有机酸下降 55%。总之，加热时间越长，温度越高，两类成分被破坏的越多。以水分、总灰分、醇浸出物、有机酸含量、金丝桃苷含量为质量评价因子，综合评价了山楂不同炮制品的差异，结果醇浸出物、有机酸和金丝桃苷含量均为生山楂＞炒山楂＞焦山楂。山楂加热前后，枸橼酸含量变化较大，同样在加热条件下，炒山楂与焦山楂相比，枸橼酸含量也有显著差异。用薄层扫描法测得生山楂（北山楂）和焦山楂中熊果酸的含量无显著的差异。采用钼蓝比色法和薄层扫描法测山楂及其 6 种炮制品中总磷脂含量及磷脂组成分布，结果表明，随着炮制温度升高和加热时间的延长，总磷脂含量明显下降。

考察山楂不同炮制品对离体胃肠平滑肌的影响，结果发现山楂、炒山楂、焦山楂、山楂炭对离体胃肠肌条均有促进收缩的作用，且炮制后作用均强于生山楂、各炮制品能明显增高胃肠平滑肌的振幅，对收缩频率影响不大。另通过抑菌实验表明，焦山楂和生山楂对福氏痢疾杆菌、宋氏痢疾杆菌、变形杆菌、大肠杆菌等均有很强的抑制作用，两者无明显差别，其乙醇提取物抑菌作用较水煎剂强。

（七）柴　胡

1. 来源

柴胡为伞形科植物柴胡或狭叶柴胡的干燥根。春、秋二季采挖，除去茎叶及泥沙，干燥，分布于东北、华北、西北、华东、湖北、四川等地。

2. 功能与主治

疏散退热，舒肝，升阳。主治感冒发热，寒热来往，疟疾，胸胁胀痛，月经不调，子宫脱垂，脱肛。醋柴胡多用于疏肝止痛。

3. 炮制方法

（1）醋制

1）取柴胡片，加醋拌匀，焖透，置锅内，用文火炒干，取出，放凉。每柴胡片100千克，用醋20千克。

2）取北柴胡片，置热锅内，不断翻动，用文火炒，用醋喷洒，拌匀，至醋吸尽，取出晾凉，入库即得。每北柴胡片100千克，用醋20千克。

（2）制炭：取柴胡片置锅内，用武火炒至外呈黑色，内呈黑褐色为度，喷洒凉水适量，灭尽火星，取出，晾一夜。

（3）先将蜂蜜置锅内，加热至沸，倒入柴胡片，用文火炒至深黄色，不黏手为度，取出，放凉。每柴胡片100千克，用炼蜜24千克。

4. 临床应用

（1）治伤寒五、六日，中风，往来寒热，胸胁苦满，嘿嘿不欲食，心烦喜呕，或胸中烦而不呕，或渴，或腹中痛，或胁下痞鞕，或心下悸、小便不利，或不渴、身有微热，或咳者

柴胡半斤，黄芩三两，人参三两，半夏半升（洗），甘草（炙）、生姜各三两（切），大枣十二枚（擘）。上七味，以水一斗二升，煮取六升，去滓，再煎取三升，温服一升，日三。

（2）治邪入经络，体瘦肌热，推陈致新；解利伤寒、时疾、中暍、伏暑

柴胡四两（洗，去苗），甘草一两（炙）。上细末，每服二钱。

（3）治外感风寒，发热恶寒，头疼身痛；疟疾初起

柴胡一至三钱，防风一钱，陈皮一钱半，芍药二钱，甘草一钱，生姜三、五片。

（4）治肝气，左胁痛

柴胡、陈皮各一钱二分，赤芍、枳壳、醋炒香附各一钱，炙草五分。

（5）治血虚劳倦，五心烦热，肢体疼痛，头目昏重，心烦颊赤，口燥咽干，发热盗汗，减食嗜卧，及血热相搏，月水不调，脐腹胀痛，寒热如疟；又疗室女血弱阴虚，荣卫不和，痰嗽潮热，肌体羸瘦，渐成骨蒸

甘草半两（炙微赤）、当归（去苗，锉，微炒）、茯苓（去皮，白者）、白芍药、白术、柴胡（去苗）各一两。上为粗末。每服二钱，水一大盏，煨生姜一块切破，薄荷少许，同煎至七分，去渣热服，不拘时。

（6）治盗汗往来寒热

柴胡（去苗）、胡黄连等份，为末，炼蜜和膏，丸鸡头子大。每一、二丸，用酒少许化开，入水五分，重汤煮二、三十沸，放温服，无时。

（7）治荣卫不顺，体热盗汗，筋骨疼痛，多困少力，饮食进退

柴胡二两，鳖甲二两，甘草、知母各一两，秦艽一两半。上五味杵末。每服二钱，水八分，枣二枚，煎六分，热服。

（8）治黄疸

柴胡一两（去苗），甘草一分。上药细锉作一剂，以水一碗，白茅根一握，同煎至七分，绞去渣，任意时时服，一日。

（9）治积热下痢

柴胡、黄芩等份。半酒半水，煎七分，浸冷，空心服。

5. 处方应付

写柴胡付柴胡片，写炒柴胡、醋柴胡均付醋柴胡。

6. 配伍应用

（1）用于寒热往来、感冒发热等症。治疗邪在少阳、寒热往来，常与黄芩、半夏等同用；治感冒发热，与葛根、石膏、黄芩配伍。

（2）用于肝气郁结、胁肋疼痛、月经不调等，与当归、白芍、香附、郁金等药同用。

（3）用于气虚下陷、久泻脱肛、子宫下垂等症，配党参、黄芪、升麻等。

7. 炮制原理

柴胡主要含有挥发油、柴胡皂苷、多糖等。

柴胡挥发油清轻上浮，能解表退热，所以临床上解表退热多用生柴胡，疏肝解郁常用制柴胡。对柴胡生品及酒、醋、蜜炙品的皂苷及挥发油进行定量比较，结果表明，总皂苷含量为：蜜柴胡＞酒柴胡＞醋柴胡＞生柴胡；挥发油的含量顺序为：蜜柴胡＞醋柴胡＞酒柴胡＞生柴胡；对柴胡不同炮制品（生品、醋柴胡、酒柴胡）中的多糖以苯酚-硫酸法测定，结果生柴胡中多糖含量最多。北柴胡生品柴胡皂苷 a 的含量最高，清炒品含量最低。

以泌胆功能为指标，观察了生柴胡、炒柴胡、醋炙柴胡、醋拌柴胡的水煎剂对麻醉大鼠胆汁流量的影响。结果表明，醋炙柴胡能明显增强胆汁的分泌量，醋拌品也能明显增强胆汁的分泌量，证明柴胡经醋炙后能增强其疏肝解郁作用。醋炙柴胡和醋拌柴胡能显著降低中毒小鼠的血清 SgPT，各给药组均具有轻度减轻肝损伤的保肝作用。柴胡及其不同炮制品对小鼠二甲苯所致的耳郭炎症均具有一定程度的抑制作用，其中酒炙品的抗炎作用优于生品和醋炙品。

（八）连　翘

1. 来源

连翘为木犀科植物连翘的果实。果实初熟或熟透时采收。初熟的果实采下后，蒸熟，晒干，尚带绿色，商品称为"青翘"，熟透的果实，采下后晒干，除去种子及杂质，称为"老翘"，其种子称"连翘心"，产于中国河北、山西、陕西、山东、安徽西部、河南、湖北、四川。

2. 功能与主治

清热解毒，散结消肿。主治热病，发热，心烦，咽喉肿痛，发斑发疹，疮疡，丹毒，淋巴结结核，尿路感染。

3. 临床应用

（1）治太阴风温、温热、温疫、冬温，初起但热不恶寒而渴者

连翘一两，金银花一两，苦桔梗六钱，薄荷六钱，竹叶四钱，生甘草五钱，荆芥穗四钱，淡豆豉五钱，牛蒡子六钱。上杵为散，每服六钱，鲜苇根汤煎，香气大出，即取服，勿过煮。病重者，约二时一服，日三服，夜一服；轻者三时一服，日三服，夜一服；病不解者，作再服。

（2）治小儿一切热

连翘、防风、甘草（炙）、山栀子各等份。上捣罗为末，每服二钱，水一中盏，煎七分，

去滓温服。

（3）治赤游斑毒

连翘一味，煎汤饮之。

（4）治乳痈，乳核

连翘、雄鼠屎、蒲公英、川贝母各二钱。水煎服。

（5）治瘰疬结核不消

连翘、鬼箭羽、瞿麦、甘草（炙）各等份。上为细末，每服二钱，临卧米泔水调下。

（6）治舌破生疮

连翘五钱，黄柏三钱，甘草二钱。水煎含。

（九）甘　草

1. 炮制方法

（1）蜜炙

1）先将炼蜜加适量开水稀释后，加入净甘草片拌匀，焖透，置锅内用文火炒至黄色至深黄色，不黏手时取出，晾凉。每甘草片 100 千克，用炼蜜 25 千克。

2）先将蜂蜜置锅内。加热至沸，倒入甘草片，用文火炒至深黄色，不黏手为度，取出，放凉。每甘草片 100 千克，用炼蜜 30 千克。

3）取净甘草片，先入锅炒热，再加入炼蜜用微火炒炙，以炙至老黄色，显光亮。

（2）炒制

取甘草片置锅内。用文火炒至深黄色为度，取出，放凉。

2. 功能与主治

清热解毒，止咳祛痰，补脾和胃，缓急止痛，调和诸药。用于咽喉肿痛、咳嗽、心悸、气短，脘腹虚痛，疮疡。蜜炙甘草可补脾益气、复脉，用于脾胃虚弱。倦怠乏力。心动悸，脉结代。

3. 处方应付

处方写甘草、粉甘草、甜甘草、甜草均付甘草片。写制甘草，炙甘草均付蜜甘草。

4. 炮制原理

甘草主要含有黄酮类化合物甘草酸、甘草苷等。

与生甘草相比，蜜炙甘草中芹糖甘草苷、甘草苷、芹糖异甘草苷、异甘草苷、甘草酸和甘草次酸的含量均降低。又据报道，甘草酸的含量与炮制过程中温度有关，炮制时温度越高，其甘草酸含量下降越多。

炙甘草提取液有良好的抗乌头碱诱发的家兔心律失常作用，还能增强蟾蜍离体心脏心肌的收缩力，炙甘草在对抗氯化钡诱发大白鼠心律失常方面优于生甘草；炙甘草和生甘草均对 $CaCl_2$-Ach 混合液诱发小鼠心房颤动（或心房扑动）表现出一定的预防作用。在提高小白鼠巨噬细胞吞噬能力、胸腺指数、爬杆时间、延长负重游泳时间方面，炙甘草的作用明显强于生甘草，同时可见醇提取液的药效学作用优于水提取液，所以甘草炮制前后主治功能有所改变，经蜜炙后可增强补益功能。用甘草水煎液、炙甘草水煎液、生甘草水煎液加蜂蜜分别给小白鼠灌胃，测定器痛阈（热板法和扭体法）。结果表明，炙甘草止痛作用非常显著，三者止痛效果的顺序是炙甘草组＞生甘草加蜜组＞生甘草组。炙甘草组与生甘草组比较，差异非常显著；与生甘草加蜜组比较，差异显著。生甘草组与生甘草加蜜组比较，则差异不显著。说明甘草蜜炙后确能增强止痛作用，但不是甘草和蜂蜜的累加作用，而是炮制后发生了某些变化，使作用明显加强。

甘草切片前软化，若用水浸泡透心时间过长，甘草酸和水浸出物的损失可达 50% 或 50% 以上，若用《中国药典》的浸润法软化，则甘草酸和水浸出物损失很小，故甘草切片前软化应少泡多润。蜜炙工艺中，蜜水的比例和蜜炒温度对甘草的外观性状及甘草酸和甘草苷含量有显著性影响。烘法和炒法炮制的蜜炙甘草的甘草酸含量没有明显差异，在同等剂量下，两者有相同的促肾上腺皮质激素样作用和拮抗地塞米松对下丘脑－垂体－肾上腺皮质轴的抑制作用，烘制蜜甘草的急性毒性低于炒制蜜甘草的毒性，故认为现代化大生产可用烘法代替手工炒法，有利于统一标准工艺。另有研究认为远红外干燥法、恒温干燥法、微波干燥法蜜炙甘草均便于操作，温度和时间可控，炮制品外观性状和内部质量较传统法好，且质量稳定性好，利于储存，从炮制品甘草酸含量的角度看，远红外干燥法最好，恒温干燥法次之，微波干燥法稍逊。

（十）地　　黄

1. 炮制方法

（1）鲜地黄

1）洗净，切去芦头，拭干，切短段。

2）捣汁：取净鲜生地，捣烂，榨取其汁，称为生地汁，作临时配方用。

（2）生地黄

洗净，焖润，切厚片，干燥。

（3）熟地黄

制后切厚片或块。

1）清蒸：取净生地黄，置适宜的容器内，加热蒸至黑润，取出，晒至约八成黑时，切厚片或块，干燥，即得。或将净生地黄至蒸桶内（蒸桶内放一"气筒"，使蒸气上下通畅），蒸至内外呈黑色，取出，晒至半干，切厚片，将蒸时所得之原汁拌入，使之吸尽，干燥，筛去灰屑。

2）酒蒸：取净生地黄，加入黄酒，置适宜的容器内，密闭，隔水加热，或用蒸汽加热炖至酒吸尽，取出，晾晒至外皮黏液稍干时，切厚片或块，干燥，即得。每生地黄 100 千克，用黄酒 30 ～ 50 千克。

3）酒煮：取生地用酒拌匀，加入适量清水，以淹没生地为度，置锅中以微火煮至酒液全部渗入生地内为止，取出晾干。每生地 100 千克，用黄酒 37.5 ～ 50 千克。

（4）地黄炭

1）生地炒炭：取生地片，置锅内，用武火炒至发泡鼓起，喷淋清水，取出，晾干。

2）生地煅炭：取洗净的干地黄，分开大小个，置煅锅内装八成满，上面覆盖一锅，两锅的接合处用黄泥封固，上压重物，用文武火煅至贴在盖锅底上的白纸显黄色为度，挡住火门待凉后，取出即得。

3）熟地煅炭：取熟地黄，照前生地煅炭法

4）熟地炒炭：取熟地黄片置锅内，用武火加热。炒至发泡鼓起，表面焦黑色，喷淋清水少许，灭尽火星，取出，晾干凉透。

2. 功能与主治

鲜生地清热、凉血、生津，主治热病热盛，烦躁口渴，发斑发疹，吐血，衄血，尿血，咽喉肿痛；生地滋阴清热，凉血止血，主治热病烦躁，发斑发疹，阴虚低热，消渴，止血，衄血，尿血，崩漏；熟地黄滋阴，补肾，主治阴虚血少，目昏耳鸣，腰膝酸软，消渴，遗精，经闭，崩漏。

3. 用法用量

鲜生地，12～30克；生地9～15克；熟地黄6～15克。

4. 处方应付

处方写鲜生地付鲜生地，写生地、干生地均付生地片。写生地炭付生地炭，写熟地黄、熟地均付熟地黄。

5. 炮制原理

地黄主含环烯醚萜、单萜及其苷类化合物，还含有苯乙醇苷类、糖类、氨基酸、有机酸及无机元素等成分。

梓醇是环烯醚萜单糖苷，为地黄的主要有效成分，具有降血糖、利尿和缓泻作用。梓醇在地黄的各炮制品中的含量有明显差异，鲜地黄含量最高，生地黄次之，熟地黄含量最低。在熟地黄中，酒蒸品的梓醇含量高于清蒸品。

炮制方法及辅料不同，地黄炮制品中梓醇含量有所区别，其含量依次为生地黄＞酒熟地黄＞蒸熟地黄＞砂仁制熟地黄＞生地黄炭＞熟地黄炭。随着地黄蒸制次数的增加，梓醇的含量减少，5-羟甲基糠醛的含量增加。梓醇的减少与5-羟甲基糠醛的增加呈现对应趋势，即梓醇的减少幅度越大，5-羟甲基糠醛的增加幅度越大。蒸制温度和液体辅料乙醇体积分数对梓醇和5-羟甲基糠醛都有显著的影响。

地黄中的毛蕊花糖苷为苯乙醇苷类的代表性成分，对神经系统、免疫系统具有明显的作用，特别是针对老年性疾病（老年痴呆）、免疫性疾病（慢性肾炎）具有明显的治疗作用。实验表明，地黄加工过程中对毛蕊花糖苷有破坏，其含量依次为：鲜地黄＞生地黄＞熟地黄。

熟地黄多糖具有免疫和抑瘤活性，并对心血管系统有强心、降压、保护心肌、抑制血栓形成和降血脂等作用。生地黄经长时间加热蒸熟后一部分多糖和低聚糖水解成还原糖，随着蒸制时间的增加，还原糖含量也增加,炮制成熟地黄后还原糖含量增加3倍左右。研究表明，常压蒸制24小时的熟地黄还原糖含量最高。地黄炮制前后总糖含量无明显差别，但熟地黄中水苏糖、棉子糖较生地黄明显降低，果糖含量增加。

此外，地黄炮制后，熟地黄的氨基酸含量较生地黄明显降低，微量元素的溶出率则变化不大。

（十一）知　　母

1. 功能与主治

清热、除烦、滋阴。用于烦热口渴，肺热燥咳，消渴，午后潮热，内热消渴。盐知母益肾滋阴。

2. 处方应付

处方写知母、知母肉均付知母片，写盐知母、炒知母付盐知母。

3. 炮制原理

知母中含有甾体皂苷、双苯吡酮，木脂素、黄酮、多糖、有机酸等。

测定知母不同炮制品中芒果苷和菝葜皂苷元含量，结果芒果苷含量生植物最高，盐制知母（炒干）最低；菝葜皂苷元含量盐制知母（晾干）最高，生知母最低。另有研究表明，不同炮制方法处理后知母中多糖含量盐灸品最高，生品最低，知母经炮制后均有利于多糖的溶出。

（十二）菊　花

1. 来源

本品为菊科植物菊的干燥头状花序。9～11月花盛开时分批采收，阴干或焙干，或熏、蒸后晒干。药材按产地和加工方法不同，分为"亳菊"、"滁菊"、"贡菊"、"杭菊"。我国大部分地区有栽培。尤以北京、南京、上海、杭州、青岛、天津、开封、武汉、成都、长沙、湘潭、西安、沈阳、广州、中山市小榄镇、滁州等为盛。

2. 功能与主治

散风清热，平肝明目，清热解毒的功效。主治风热感冒，头痛眩晕，目赤肿痛，眼目昏花，疮痈肿毒。

3. 配伍应用

（1）但咳，身热不甚，口微渴

桑叶二钱五分，菊花一钱，杏仁二钱，连翘一钱五分，薄荷一钱八分，桔梗二钱，甘草八分，苇根二钱。水二杯，煮取一杯，日二服。

（2）肿毒疔疮

白菊花四两，甘草四钱，水三碗煎一碗，冲热黄酒服。

4. 临床应用

（1）生药

1）治风热头痛：菊花、石膏、川芎各三钱。为末。每服一钱半，茶调。

2）治太阴风温，但咳，身不甚热，微渴者：杏仁二钱，连翘一钱五分，薄荷八分，桑叶二钱五分，菊花一钱，苦桔梗二钱，甘草八分，苇根二钱。水二杯，煮取一杯，日三服。

3）治风眩：甘菊花暴干。作末，以米馈中，蒸作酒服。

4）治病后生翳：白菊花、蝉蜕等份，为散。每用二、三钱，入蜜少许，水煎服

5）治疗：白菊花四两，甘草四钱。水煎，顿服，渣再煎服

6）治膝风：陈艾、菊花。作护膝，久用。

（2）制药

1）治眼目昏暗诸疾：蜀椒（去目并闭口，炒出汗，一斤半捣罗取末）一斤，甘菊花（末）一斤。上二味和匀，取肥地黄十五斤，切，捣研，绞取汁八、九斗许，将前药末拌浸，令匀，暴稍干，入盘中，摊暴三、四日内取干，候得所即止，勿令大燥，入炼蜜二斤，同捣数千杵，丸如梧桐子大。每服三十丸，空心日午，热水下。

2）治热毒风上攻，目赤头旋，眼花面肿：菊花（焙）、排风子（焙）、甘草（炮）各一两。

上三味，捣罗为散。夜卧时温水调下三钱。

3）治肝肾不足，虚火上炎，目赤肿痛，久视昏暗，迎风流泪，怕日羞明，头晕盗汗，潮热足软：枸杞子、甘菊花、熟地黄、山萸肉、怀山药、白茯苓、牡丹皮、泽泻。炼蜜丸。

4）治肝肾不足，眼目昏暗：甘菊花四两，巴戟（去心）一两，苁蓉（酒浸，去皮，炒，切，焙）二两，枸杞子三两。上为细末，炼蜜丸，如梧桐子大。每服三十丸至五十丸，温酒或盐汤下，空心食前。

（十三）山 茱 萸

1. 来源

山茱萸为山茱萸科植物山茱萸的干燥成熟果肉。秋末冬初果皮变红时采收果实，用文火烘或置沸水中略烫后，及时除去果核，干燥。产中国山西、陕西、甘肃、山东、江苏、浙江、安徽、江西、河南、湖南等省。

2. 临床应用

（1）生药

1）治五种腰痛，下焦风冷，腰脚无力：牛膝一两（去苗），山茱萸一两，桂心三分，上药捣细罗为散，每于食前，以温酒调下二。

2）治老人小水不节，或自遗不禁：山茱萸肉二两，益智子一两，人参、白术各八钱，分作十剂，水煎服。

3）治寒温外感诸症，大病后不能自复，寒热往来，虚汗淋漓；或但热不寒，汗出而热解，须臾又热又汗，目睛上窜。势危欲脱，或喘逆，或怔忡，或气虚不足以息：山萸肉二两（去净核），生龙骨一两（捣细），生牡蛎一两（捣细），生杭芍六钱，野台参四钱，甘草三钱（蜜炙）。水煎。

（2）蜜药

1）益元阳，补元气，固元精，壮元神：山茱萸（酒浸）取肉一斤，补骨脂（酒浸一日，焙干）半斤，当归四两，麝香一钱。上为细末，炼蜜丸，梧桐子大。每服八十一丸，临卧酒盐汤。

2）治脚气上入少腹不仁：干地黄八两，山茱萸、薯蓣各四两，泽泻、茯苓、牡丹皮各三两，桂枝、附子（炮）各一两。上八味，末之，炼蜜和丸梧子大，酒下十五丸，日再。

3）治肾怯失音，囟开不合，神不足，目中白睛多，面色㿠白：熟地黄八钱，山萸肉、干山药各四钱，泽泻、牡丹皮、白茯苓（去皮）各三钱。上为末，炼蜜丸如梧子大。空心服，温水化下三丸。

（十四）远 志

1. 来源

远志为远志科多年生草本植物远志或卵叶远志的根皮。春秋两季采集。采挖后，除去残茎、须根及泥土，抽去木心，晒干储存。其主产于山西、陕西、河南、河北等地。

2. 功能与主治

安神益智，祛痰止咳。主治失眠，健忘，精神错乱，咳嗽多痰等。饮片可分甘草制药、蜂蜜炙药两种：甘草制药以安神益智力胜，多用于失眠、健忘、精神错乱；蜂蜜炙药以祛痰止咳力强，多用于咳嗽痰多。

本品对黏膜有刺激作用，故生药内服较少，多用于外用。一般研末或捣烂加少量黄酒调匀外敷，可治痈疽初起。

3. 临床应用

（1）甘草制药

1）失眠、健忘：常与酸枣仁、麦门冬、当归、人参等同用，能增强安神益智作用。可用于心血不足，神失安宁，失眠，健忘等，如远志汤。

2）精神错乱：常与石菖蒲、龙齿、茯神、朱砂等同用，能增强安神开窍作用。可用于痰气互结，心神被扰，精神错乱，言语无序，或惊悸恐惧等，如远志丸。

（2）蜂蜜炙药

咳嗽多痰：常与杏仁、贝母、紫菀等同用，具有润燥益肺、化痰止咳作用。可用于肺气不利，痰液内阻，咳嗽多痰，咳痰不爽等。

四、炮制影响临床疗效原理浅析

（一）净　　制

由于原药材常常混有一些杂质或非药用部分，或各个部位作用不同，若一并入药，则难以达到治疗目的，甚至造成医疗事故。从古至今，医药家对中药的净度都十分重视，如汉代《金匮玉函经·证治总例》云："或须皮去肉，或去皮须肉，或须根去茎，又须花须实，依方拣采治削，极令净洁"，就明确指出药用部位和净度的要求。《中华人民共和国药典》炮制通则将净制列为三大炮制方法之一。例如，麻黄，茎具有发汗作用，而根具有敛汗作用；巴戟天的木心为非药用部分，且占的比例较大，若不除去，则用药剂量不准，降低疗效。有的原药材中还可能混有外形相似的其他有毒药物，如八角茴香中混入莽草，黄芪中混入狼毒，贝母中混入光菇子（丽江慈菇），天花粉中混入王瓜根等，这些异物若不拣出，轻则中毒，重则造成死亡。

（二）切　　制

中药材切制加工的目的是为了提高煎药的质量，或者有利于进一步炮制和调配。药材切制前需要经过润泡等软化操作，使药材软硬适度，便于切制。但控制水处理的时间和吸水量至关重要，若浸泡时间过长，吸水量过多，则药材中的成分大量流失，降低疗效，并给饮片干燥带来影响；若饮片厚度相差太大，在煎煮过程中会出现易溶、难溶、先溶、后溶等问题，浸出物将会取气失味或取味失气，达不到气味相得的要求。例如，调和营卫的桂枝汤，方中桂枝以气胜，白芍以味胜。若白芍切厚片，则煎煮时间不好控制。煎煮时间过短，虽能全桂枝之气（性），却失白芍之味；若煎煮时间过长，虽能取白芍之味，却失桂枝之气。方中桂枝和白芍为主药，均切薄片，煎煮适当时间，即可达到气味共存的目的。切制后的饮片干燥很重要，因水分高，不及时干燥，就会霉败变质。干燥方法和温度要适当，否则也会造成有效成分损失，特别是含挥发性成分或对日光敏感的部分，若采用高温干燥或暴晒，疗效会明显降低。

（三）水　火　制

加热加工是中药炮制的重要手段，其中炒、蒸、煮和煅应用最广泛。其方法简便，在提高中药临床疗效，抑制偏性方面作用较大。

采用炒法处理，可以多种途径改变药效。许多中药经过炒制，可以产生不同程度的焦香气，收到启脾开胃的作用，如炒麦芽、炒谷芽等；中药有逢籽"必炒"之说，种子和细小果实类药物炒后不但有香气，而且有利于溶媒渗入药物内部，提高效果；白术生品虽能补脾益气，但其性能壅滞，服后易致腹胀，炒焦后不仅能健运脾气，且无壅滞之弊，又能开胃进食；若寒性药物炒后苦寒之性缓和，免伤脾阳，如栀子；温燥药或作用较猛的药经炒后可以缓和烈性，如麸炒苍术、枳实；有异味的中药炒后矫臭、矫味，利于服用，如麸炒僵蚕等；荆芥生用发汗解表，炒炭则能止血；干姜与炮姜仅就温中散寒的作用而言，干姜性燥，作用较猛、力速，适用于脾胃寒邪偏盛或夹湿邪者，炮姜则作用缓和持久，适用于脾胃虚寒之证。由此可见，中药采用炒或加辅料炒等法处理，能从不同途径改变药效，以满足中药临床用药的不同要求和疗效。

煅制常用于处理矿物药、动物甲壳及化石类中药，或者需要制炭的植物药。煅后不但能使质地酥脆，利于粉碎和煎出有效成分，而且作用也会发生变化。例如，白矾煅后燥湿收敛作用增强；自然铜煅后可提高煎出效果。

其他如生地加热蒸煮制成熟地，其性味、功效都发生明显变化；如川乌、草乌加热煮制后，其毒性显著降低，保证了临床用药安全有效；杏仁炒制后利于有效成分的保存和煎提；木香煨后实肠止泻作用增强等。

（四）加辅料炮制

中药加辅料炮制后，在性味、功效、作用趋向、归经和毒副反应方面都会发生某些变化，从而最大限度地发挥疗效。

中药加入辅料用不同方法炮制，可借助辅料发挥协同调节作用，使固有性能有所损益，以尽量符合治疗要求。例如，苦寒药通常气薄味厚，通过酒制，利用酒的辛热行散作用，既可缓和苦寒之性，免伤脾胃，又可使其寒而不滞，更好地发挥清热泻火作用；活血药酒制可使作用增强而力速，适用于瘀阻脉络，肿痛较剧或时间较短需速散者；滋腻药物气薄味厚，最易影响脾胃的运化，酒制能宣行药势，减弱黏滞之性，使其滋而不腻，更易发挥药力。活血药醋制能使作用缓和而持久，提高疗效，适用于血脉瘀滞引起的出血证，如醋五灵脂；或积聚日久，实中夹虚，需缓治者，如醋大黄。温肾药以盐制是味的扶助，使气厚之药得到味的配合，达到"气味相扶"的目的，增强其补肾作用，如盐补骨脂。姜制药物可增强化痰止呕作用，如姜半夏、姜竹茹等。蜜制能增强止咳药或补气药的作用，如紫菀生用虽然化痰作用较强，但能泻肺气，只适于肺气壅闭，痰多咳嗽的患者。若肺气不足的患者，服后有的可出现小便失禁，尤其是小儿；用甘温益气的炼蜜制后可纠正此弊，并能增强润肺止咳之疗效。药汁制可发挥辅料与主药的综合疗效。例如，吴茱萸辛热，以气盛，黄连苦寒，以味胜，用吴茱萸制黄连，一冷一热，阴阳相济，无偏胜之害，故萸黄连长于泻肝火以和胃气。羊脂汁炙淫羊藿可增强补肾壮阳疗效。

（五）炮制与剂型

有的方剂要作成一定剂型的制剂，供临床应用。由于剂型不同，其制备方法也不同。故对中药的炮制要求亦异。汤剂通常都是用炮制后的饮片配方，有些药物如黄芪、延胡索等，在汤剂中多要求蜜炙或醋炙，但若制备黄芪注射液、延胡索素片等，则可直接用洁净的生品提出某些成分。川乌、附片等在汤剂或浸膏片中，因要经过加热煎煮，故可直接用制川乌、制附片配方。但如用于丸剂，因是原粉服用，不再加热煎煮，则需将川乌、附片用砂烫至体泡色黄，称为炮川乌、炮附片。一方面利于粉碎，更重要的是为了进一步降低毒性，保证用药安全。半夏在不同制剂中的炮制要求也不一样，如藿香正气散中的半夏，若作汤剂则用常规炮制的半夏即可。若作藿香正气丸则炮制半夏时要严格控制麻辣味，若作藿香正气水则半夏可以生用。这是因为半夏的有效物质能溶于水，而有毒物质难溶于水。由于汤剂作好后通常过滤不严（如一层纱布过滤），汤剂中常混有少量半夏粉粒，若用生品则可刺激咽喉。丸剂是连渣服用，若用生品，不但不能镇咳，反而有可能致吐。藿香正气水是用渗漉法制备，不会将半夏粉粒带入液体中，用生半夏不但减少了炮制工序，而且生半夏中有效物质保留更多，疗效更佳。

第二节　药材真伪优劣鉴别及验收经验

一、鉴别方法

（一）基原鉴定

基原鉴定又称原植（动）物鉴定，是应用动植物分类的知识，对中药材的来源进行鉴定，确定学名和药用部位，这是中药鉴定工作的基础。每一种药材都有准确的学名，如人参来源于五加科植物人参的干燥根。因此，为了保证中药材每味品种的真实准确性，有利于临床用药的安全有效，进行基原鉴定是相当必要的。实际工作中，中药材的基原鉴定大致要通过实地调查和采集标本、观察植物的形态、核对文献、核对标本等步骤。

（二）性状鉴定

中药材的性状鉴定，即用眼看、手摸、鼻闻、口尝、水试、火试等十分简便实用的方法对药材外观性状进行鉴定。尤其对于有关中药商品经营的工作者，积累丰富的经验，练就过硬的性状鉴别基本功大有用途。性状鉴定的内容包括：

1. 形状

生药的形状一般与药用部位有关，如根类药材的圆柱形、圆锥形、纺锤形等。老药工们凭经验总结出了许多生动、形象、实用的鉴别术语，如野山参的"芦长碗密枣核，紧皮细纹珍珠须"；海马的"马头蛇尾瓦楞身"；三七的"铜皮铁骨狮子头"。

2. 大小

一般指中药材的长短、粗细、厚薄，一般用 cm 或 mm 表示，如黄连单枝长 3 ～ 6cm，直径 3 ～ 7mm。

3. 颜色

各种中药材颜色是不相同的，如红色的丹参，紫色的紫草，黄色的黄连，黑色的玄参。但大多数为复色，应以后一色为主色，如黄棕色，即以棕色为主，稍带有黄色。

4. 质地

质地指药材的软硬、坚韧、致密、黏性或粉性等特征。在经验鉴别中，用于形容药材质地的术语很多，如南沙参质地"松泡"，当归质地"油润"，天麻断面"角质"。

5. 折断面

折断面指折断面的特征和折断时的现象，描述该药材折断的难易程度和断面特征，断面是否平坦或纤维性、颗粒性、粉性等。例如，杜仲易折断，断面银胶丝如绵；何首乌难折断，断面可见云锦花纹；防风断面有菊花心；黄芪不易折断，断面显纤维；茯苓易折断，断面粉性颗粒状。

6. 气、味

有些中药材中因含挥发性物质而有特殊的香气或臭气，如麝香、肉桂、阿魏等。味是用舌尖舔或取少量药材入口咀嚼而尝到的味感，如山楂、乌梅以酸味为好；黄连味越苦者越好；甘草以味甜为佳。若味感改变，就要考虑其品种和质量问题。注意剧毒和刺激性的药材用口尝时要特别小心，尝后立即吐出并漱口，以免中毒，如草乌、半夏、马钱子等。

7. 水试

有些药材在水中或遇水能产生特殊的现象，如熊胆粉末投入清水中，即在水面旋转呈现黄线下沉而不扩散。秦皮放入水中浸泡后，浸出液在日光或荧光下显天蓝色荧光。上述现象都可作为鉴别特征之一。

8. 火试

有些药材用火烧之，能产生特殊的气味、颜色、烟雾、闪光和响声等现象，以此可作为鉴别特征之一。例如，麝香，取少许用火烧时有爆鸣声，随即融化，起油点似珠，香气浓烈四溢，灰为白色。

（三）显微鉴定

显微鉴定是利用显微镜来观察生药内部的组织构造、细胞形状及细胞内含物的特征，从而达到鉴别药材的一种方法。由于药材植物体或生物体内部构造比较稳定，多具有种的特异性，对帮助正确鉴别药材有重要应用价值。本法更适用于性状相似不易区别的药材。显微鉴别主要包括显微组织（切片）和生药粉末鉴别两种方法。通常经过制片在显微镜下观察。

显微鉴定的步骤是：制片（切片、表面装片、粉末制片、解离组织片）、观察、记录、绘图等。制片时常用不同的试剂或方法从而鉴别不同的内容。观察淀粉或较薄而透明的样品时，一般用蒸馏水或稀甘油。观察较厚而不透明的组织多用水合氯醛透化制片，目的是增加透明度，有利于透光观察。观察时先将显微制片放镜下观察细胞，组织碎片及后含物；若需要比较其直径或长短，可应用显微测微尺测量，并以微米（μm）为单位。

（四）理化鉴别

中药材的理化鉴定，是利用物理或化学的方法，对药材及其制剂中所含的主要成分或有效成分进行性和定量分析，来鉴定药材真伪优劣的一种方法。本法适用于外部性状或显微特性较相似而难以鉴别的生药，或是同名异物的混乱品种的鉴别。随着医药事业的飞速发展及世界对传统医学提出的更高要求，理化鉴别（定）中的新技术、新方法将会广泛应用。目前中药材鉴别常用的理化方法有：显微化学反应、微量升华、荧光分析、物理常数测定、分光光度法、色谱法等。依其检查目的的不同，主要是检查有效成分的方法（定性的如相对密度测定法等，定量的如挥发油测定、氯化物测定、浸出物测定，即定性又定量的如旋光度测定）。检查有害成分的方法如重金属砷盐检查法、检查非药用物质的方法，如水分测定、灰分测定法等。

（五）生物检定

生物检定又称生物测定，是利用药物对于生物（整体或离体组织）所起的作用，以测定药物的效价或作用强度的一种方法。它是以药理学为基础的实验手段，适用于一些因缺乏适当的准确理化分析方法来决定其有效成分含量或效价，从而通过药理实验的观察以效价单位表示，如洋地黄含强心苷成分的测定等。

综上所述，五大鉴定方法各有其长与不足，实际工作中常根据专业和目的的不同进行选择不同的方法。对于中药商业经营人员，一般先以性状鉴定做真伪优劣鉴别，需要时根据药材标准进行显微或理化鉴定，以充分的根据来说明其真实性及商品优劣。

二、常用术语

中药包括植物、动物、矿物等多种基原，品种繁杂、形态各异。历代广大医药工作者在长期实践中把鉴别中药真伪优劣的经验，概括成形象生动、易懂易记的专业术语，是值得珍惜的一份宝贵财富。

（一）植物部分

珠疙瘩：指野山参稀疏参须上着生的瘤状突起，形似珍珠，习称"珍珠点"。

核艼：指人参芦头上生的不定根，形似"枣核"的艼为鉴定野山参特征之一。

雁脖芦：指野山参干枯而坚实、呈扭曲细长的芦头，形似雁脖，故称"雁脖芦"。

芦碗：指芦头上的圆形或半圆形的凹状根茎痕，如野生桔梗、人参等。

芦头：指根类药材顶端的短根茎，如南沙参等。

狮子盘头：指药材芦头膨大，具多数疣状突起的茎痕，形如"狮子盘头"，如党参等。

蚯蚓头：指药材根头部尖锤状，有密集横向环纹，形似"蚯蚓头"，如防风。

鹦哥嘴：指天麻（冬麻）一端有红棕色的芽茎残留，形状像"鹦哥嘴"。

点状环纹：指天麻全体具密环菌寄生形成的"点状环纹"。

肚脐眼：指天麻一端具圆盘状瘢痕，似"肚脐眼"，故名。

观音座莲：指松贝平放能端正稳坐，似观音座上的莲花状，故名"观音座莲"。

怀中抱月：指松贝外层两鳞片大小悬殊，大鳞片呈心脏形，小鳞片镶嵌于大鳞片之中露出部分，似新月形，故称"怀中抱月"。

虎皮斑：指炉贝表面具深黄色斑点，形似"虎皮斑"状。

马牙状：指色白炉贝，形似"马牙"者。

玉带腰箍：指毛慈姑（杜鹃兰）假球茎中腰部具一条微突起的环带，俗称"玉带腰箍"。

扫帚头：指根类药材顶端具纤维状的毛，形似扫帚，如红柴胡、禹州漏芦等。

穿蓑衣：指藜芦的顶端残留有棕毛状维管束，形如蓑衣。故有藜芦"穿蓑衣"之谓。

戴斗笠：指禹州漏芦顶端具有许多丝状物（为叶柄维管束残存），故有"漏芦戴斗笠"之称。

鸡爪：指川连根茎多簇生成束状分支，形似鸡爪，故名"鸡爪黄连"。

过桥：指黄连根茎中间较细长光滑的茎杆，俗称"过桥"或"过江枝"。

龙头凤尾：指用幼嫩铁皮石斛做成的"枫斗"，呈扭曲螺旋状，通常有旋纹，茎基残留短须的称"龙头"，茎梢较细的部分称"凤尾"，故称之为"龙头凤尾"。

金钗：指金钗石斛，茎扁平，色金黄，两端较细，形似髻发上的"金钗"。

连珠状：指巴戟天根，形似串起来的珠子，故称"连珠"。

横环纹：指根类药材根头下着生致密的环状横纹，如西党参等

沙眼：指银柴胡表面呈凹陷，小点状（内含沙子），习称"沙眼"。

钉角：指盐附子周围突起的支根痕，俗称"钉角"。

铜皮铁骨狮子头：指质优的田三七。

虎掌：指虎掌天南星，块茎呈扁球形，由主块茎及多个附着的侧块茎组成，形似"虎掌"。

棕眼：指天南星块茎周围密布麻点状根痕，习称"棕眼"。

菊花心：指药材横切面具细密的放射状纹理，形似菊花，故称"菊花心"，如黄芪、甘草、防风等。

车轮纹：指药材横切面具稀疏放射状与射线相间排列呈车轮状纹理，故称"车轮纹"，如粉防己等。

罗盘纹：指商陆横切面呈异性维管排成数层同心环纹，俗称"罗盘纹"。

云锦花纹：指何首乌横切面花纹如云锦（云朵）状，俗称"云锦花纹"或"云朵花纹"。

锦纹：指优质大黄横切面有许多黄色、棕红色相互交错形成的星点状锦纹，俗称"锦纹"或"槟榔渣"。

筋脉点：指天花粉横切面的维管束呈点状散在，俗称"筋脉点"。

金心玉栏：指药材横切面皮部白色，木部黄色，称之"金心玉栏"或"金井玉栏"，

如桔梗等。

皮松肉紧：指药材横切面皮部疏松，木部结实，称之"皮松肉紧"，如质优的西党参、黄芪等。

朱砂点：指药材横切面具红色的油点，习称"朱砂点"，如生晒术、苍术等。

网状纹理：指根或根茎类药材除去外皮后，可见网状样纹理，如大黄、云木香、升麻等。

吐丝：指菟丝子经水泡煮后种皮破裂，露出黄白色卷旋状的胚，形似"吐丝"。

缩皮凸肉：指正品山柰皮皱缩，切面类白色、光滑细腻，中央略凸起，习称"缩皮凸肉"。

细密网纹：指果实种子类药材，表面具"细密网纹"，如葽蓂子等。

金钱环：指香圆枳壳果实顶端花柱基痕周围有一圆圈环纹，俗称"金钱环"。

网状皱纹：指果实种子类药材，表面具"网状皱纹"，如鸦胆子、紫苏子等。

蜘蛛网状：指关木通横切面导管与射线排列成"蜘蛛网状"。

偏心环：指鸡血藤横切面可见半圆形的环，俗称"偏心环"。

蚕形：指根或根茎类药材，形似"蚕"形，如野光参、蚕羌等。

虾形：指蓼科植物拳参，呈扁圆柱形，密生细环纹，多弯曲如"虾"形，故名。

钉刺：指多种海桐皮具有"钉刺"的特征，如刺楸、刺桐、樗叶花椒、朵椒、木棉等。

竹节状：指根或根茎类药材，表面具"竹节状"，如竹节香附、竹节三七、竹节羌活等。

粉性：指药材含丰富的淀粉，称"粉性"，如山药、天花粉等。

柴性：指药材质地木质化，坚硬显"柴性"，如防风、紫花前胡等。

纤维性：指药材折断显露出不整齐的"纤维"，如秦皮、山合欢皮等。

油润：指药材性油润，手握柔软，横切面常见油点。习称"油润"或"油性"，如当归、独活等。

角质：指药材含大量淀粉，经蒸煮加工后淀粉糊化，断面呈"角质"状，如天麻、红参等。

焦枯：指药材在加工干燥，或防治虫蛀熏炕过程中，操作不当发生的灼伤变"焦枯"者。

吐糖：指含糖分药材因存放过久，或受气候影响，形成糖质外溢而变色者，称之"吐糖"，如枸杞子等。

冲烧：指药材堆码不当，出现发热"冲烧"，如红花等。

糠心：指块根药材因加工烘烤不当，出现中空"糠心"现象，如白术、山药等。

糊头：指川木香加工干燥后，根头多具焦黑糊状物，俗称"糊头"。

浦汤花：指杭菊花蒸花时，沸水上漫，烫熟了的菊花，习称"浦汤花"。

干货：指药材的干湿度，以传统经验公认干燥度为准，所含水分，以不致导致霉烂变质为准。

杂质：指药材所含非药物部分，如泥土、沙石、灰渣、木屑、柴草、矿渣等杂质。统称杂质。

霉变：指药材因干燥不够或受潮湿产生霉变。如表面轻微霉变，去净后不影响质量者，仍可药用。

虫蛀：指生虫受蛀药材。如虫蛀轻微，不影响质量者，仍可药用。

（二）动物及矿物部分

通天眼：指羚羊角无骨塞部分中心有一条扁三角形小孔，直通尖顶，俗称"通天眼"。

顶尖并可见"血斑"，为鉴别羚羊角主要特征。

水波纹：指羚羊角表面轮生环节，顺凹凸处顺序环生，光滑自然，直达近尖部，习称"水波纹"。

骨塞：指羚羊角基部骨塞角肉镶嵌紧密，生长自然。

独挺：指未分岔的独角鹿茸，多为二年幼鹿的初生茸，故称"独挺"，又名"一棵葱"。

大挺：指各种鹿茸较粗长的主干。

门桩：指鹿茸第一个分支。

二杠茸：指梅花鹿茸具一个侧支者，习称"二杠"，具两个侧支者习称"三权"。

挂角：指二杠再稍长，大挺超过门桩二寸左右，名"挂角"。

单门、莲花、三叉：指马鹿茸具一个侧枝者，习称"单门"，两个称"莲花"，三个称"三岔"、四个称"四岔"，余类推。

二茬茸：指割取二杠茸后，当年再生的茸，故称"二茬茸"。

拧嘴：指鹿茸大挺的顶端，初分岔时，顶端嘴头扭曲不正者，习称"拧嘴"。

抽沟：指鹿茸大挺不饱满，抽缩成沟形者，习称"抽沟"。

珍珠盘：指鹿角基部形成一圈突起的疙瘩，习称"珍珠盘"。

乌皮：指梅花鹿茸加工不当，出现部分表皮变成乌黑色，称之"乌皮"。

棱纹、棱筋、骨豆：指鹿茸逐渐变老硬的过程，多在鹿茸的下部开始出现棱纹、棱筋、骨豆等老化现象。

骨化圈：指鹿茸锯口的周围、靠皮层处有骨质化的一圈，称之"骨化圈"。

老毛杠：指三、四岔以上的马鹿茸，快成鹿角者，但未脱去茸皮，习称"老毛杠"。

冒槽：指鉴别单个麝香用特制槽针插入麝香囊内，沿四周探测有无异物抵触。抽出槽针时可见香仁先平槽然后冒出槽面，习称"冒槽"。

当门子：指麝香黑色颗粒状者，习称"当门子"。

银皮：指麝香囊内层灰白色很薄的皮膜，习称"银皮"。

金珀胆：指熊胆胆仁呈块状、颗粒状、稠膏状，黄色似琥珀者，习称"金珀胆"或"金胆"。

菜花胆：指熊胆黄绿色的称"菜花胆"。

墨胆：指熊胆黑色或墨色的称"墨胆"。

油胆：指熊胆稠膏状的称"油胆"。

乌金衣：指牛黄外表橙红色或棕黄色，个别表面挂有黑色光亮薄膜，习称"乌金衣"。

挂甲：指鉴别牛黄时，取牛黄少许，沾水涂于指甲上，能将指染成黄色，不易擦掉，习称"挂甲或"透甲"。

人工牛黄：指粉末状人工合成牛黄。

同心层纹：指动物结石类药材，横断面可见环状同心层纹。是结石逐步形成的，习称"同心层"如牛黄、珍珠、猴枣、马宝、狗宝等。

珠光：指珍珠彩色光晕，故称"珠光"。

马头、蛇尾、瓦楞身：指海马的头像"马头"、身呈"瓦楞状"，尾似"蛇尾"，故概括为"马头、蛇尾、瓦楞身"。

龙头虎口：指蕲蛇头扁平三角形，吻端向上，口较宽大，习称"龙头虎口"。

方胜纹：指蕲蛇背部密被菱形鳞片，具有纵向排列的方形灰白花纹，习称"方胜纹"。

连珠斑：指蕲蛇腹部白色大鳞片，杂有多数黑斑，习称"连珠斑"。

佛指甲：指蕲蛇尾端一个长三角形侧扁的鳞片，习称"佛指甲"。

屋脊背：指乌梢蛇背脊高耸成屋脊状，习称"屋脊"或"剑脊"背。

虫瘿：指五倍子蚜虫寄生于盐肤木等树上叶轴或叶柄上形成的囊状"虫瘿"；没食子蜂寄生于没食子树幼枝上所生的"虫瘿"。

白颈：指广地龙第 14～16 环节的生殖带，呈黄白色，习称"白颈"。

粘舌：指一些药材具有吸湿性，以舌舔之，可吸舌，故称"粘舌"，如龙骨、龙齿、天竺黄等。

钉头：指钉头赭石，外表具多数乳状突起，俗称"钉头赭石"。

镜面砂：指选用优质朱砂用刀剖成薄片，以色艳红透者称"红镜"，色乌红者称"青镜"，统称"镜面砂"。

豆瓣砂：指颗粒状朱砂，色红艳、光亮，形似豆瓣，故称"豆瓣砂"。

朱宝砂：指朱砂颗粒小者，称"朱宝砂"，更小者为"米砂"。

三、易混药鉴别

（一）根及根茎类

1. 巴戟天（盐）

来源与采制　本品为茜草科植物巴戟天的干燥根。全年均可采挖，洗净，去除须根，晒至六七成干，轻轻锤扁，晒干。

主要特征　扁圆柱形，直径 0.5～2cm。断面紫色或淡紫色。气微，味甘而微涩。

鉴别要点　切面皮部厚，紫色或淡紫色，中空。

验收注意　中心部位易发霉。

2. 白芍

来源与采制　本品为毛茛科植物芍药的干燥根。夏秋二季采挖，洗净，除去头尾和细根，置沸水中煮后除去外皮或去皮后再煮，晒干。

主要特征　饮片质坚实，形成层环明显，射线放射状。外部蓝紫色或微带棕红色。气微，味微苦、酸。

鉴别要点　质坚实、断面较平坦，中心类白色外部蓝紫色或微带棕红色。

验收注意　直径不能小于 1cm。

硫熏标准　残留物以二氧化硫计，不得超过 400ppm。

3. 紫菀

来源与采制　本品为菊科植物紫菀的干燥根及根茎。春秋二季采挖，除去有节的根茎(习称"母根")和泥沙，编成辫状晒干，或直接晒干。

主要特征　根茎簇生多数细根，长 3～15cm，直径 0.1～0.3cm；表面紫红色或灰红色，有纵皱纹；质较柔韧。气微香，味甜，微苦。

鉴别要点　色红（紫红色或灰红色），质软，味甜。

验收注意　入药应以根为主。

4. 桂枝

来源与采制　本品为樟科植物肉桂的干燥嫩枝，春夏二季采收，除去叶，晒干或切片儿晒干。

主要特征　本品呈类圆形或椭圆形的厚片，直径 0.3～1cm，表面红棕色至棕色，有时可见点状皮孔或纵棱线。切面皮部红棕色，木部黄白色或浅棕色，髓部类圆形或略呈方形，有特异香气，味甜、微辛。

鉴别要点　有特异香气。

验收注意　注意老枝不能入药。

5. 乌药

来源与采制　本品为樟科植物乌药的干燥块根。全年均可采挖，除去细根，洗净，趁鲜切片，晒干，或直接晒干。

主要特征　除去细根，大小分开，浸透，切薄片，干燥。

鉴别要点　本品呈类圆形的薄片，直径 1～3cm，厚 0.2～2mm。外表皮黄棕色或黄褐色。切面黄白色或淡黄棕色，射线放射状，可见年轮环纹。质脆。气香，味微苦，辛，有清凉感。有放射状纹理和同心环纹、中心颜色较深、气香。

验收注意　放射状纹理不明显、同心环不明显、气味弱质老的直根、不能入药。

6. 白及

来源与采制　本品为兰科植物白及的干燥块茎。夏秋二季采挖，除去须根，洗净，置沸水中煮或蒸至无白心，晒至半干，除去外皮，晒干。

主要特征　本品呈不规则的薄片，厚 0.5～1.5cm。外表皮灰白色或黄白色。切面类白色，角质样，半透明，维管束小点状，散生。质脆。气微，味苦，嚼之有黏性。

鉴别要点　角质样，有 2～3 分叉。味苦，嚼之黏牙。

验收注意　口尝是否有味苦、黏牙。如果干枯，黏性差，多为白及提取残渣，不能入药。

硫熏标准　残留物以二氧化硫计，不得超过 400ppm。

7. 狗脊（烫）

来源与采制　本品为蚌壳蕨科植物金毛狗脊的干燥根茎。秋冬二季采挖，除去泥沙，干燥；或去硬根、叶柄及金黄色绒毛，切厚片，干燥，为"生狗脊片"。

主要特征　本品呈不规则长条形或圆形，长 5～20cm，直径 2～10cm，厚 1.5～5mm，近边缘 1～4mm 处有 1 条棕黄色隆起的木质部环纹或条纹，边缘不整齐，偶有金黄色绒毛残留，表面略鼓起。棕褐色。气微，味淡、微涩。

鉴别要点　断面有一条凸起的棕黄色木质部环纹。

验收注意　应去净硬根、叶柄及金黄色绒毛。

8. 白术

来源与采制　本品为菊科植物白术的干燥根茎。冬季下部叶枯黄、上部叶变脆时采挖，除去泥沙，烘干或晒干，再除去须根。

主要特征　本品呈不规则厚片。外表皮灰黄色或灰棕色，散生棕黄色的点状油室，木部具放射状纹理；烘干者切面角质样，色较深或有裂隙。气清香，味甘、微辛，嚼之略带黏性。

鉴别要点　切面黄白色至淡棕色，散生棕黄色的点状油室。

验收注意　注意地上茎不是药用部位，不能入药。

硫熏标准　残留物以二氧化硫计不得超过 400ppm。

9. 白术（炒）

来源与采制　同生白术。

主要特征　质坚硬不易折断，断面不平坦，焦黄色，有棕黄色的点状油室散在。气清香，味甘、微辛，嚼之略带黏性。

验收注意　表面焦糖色，断面白色为加糖加蜜染色，不能入药。

10. 白芷

来源与采制　本品为伞形科植物白芷或杭白芷的干燥根。夏秋间叶黄时采挖，去须根和泥沙，晒干或低温干燥。

主要特征　本品呈类圆形的厚片。外表皮灰棕色或黄棕色。切面白色或灰白色，具粉性，形成层环棕色，近方形或近圆形，皮部散有多数棕色油点。气芳香，味辛、微苦。

鉴别要点　白色，具粉性，形成层环棕色，近方形或近圆形。气芬芳。

验收注意　直径 1.5 ～ 2.5cm。

硫熏标准　残留物以二氧化硫计，不得超过 150ppm。

11. 百部

来源与采制　本品为百部科植物直立百部、蔓生百部或对叶百部的干燥块根。春秋二季采挖，除去须根、洗净，置沸水中略烫或蒸至无白心，取出，晒干。

主要特征　本品呈不规则厚片或不规则条形斜片，直径 0.5 ～ 1cm；表面灰白色，棕黄色；有深纵皱纹；切面灰白色、淡黄色或黄白色，角质样；皮部较厚，中柱扁缩。质韧软。气微、味甘、苦。

鉴别要点　表面灰白色，棕黄色；有深纵皱纹；切面灰白色、淡黄色或黄白色，角质样；皮部较厚，中柱扁缩。质韧软。

验收注意　直径不能小于 0.5cm。注意与牛蒡子根区别：牛蒡根皮部黑褐色，没有深纵皱纹，切面不是角质样。

12. 柴胡

来源与采制　本品为伞形科植物柴胡或狭叶柴胡的干燥根。按性状不同，分别习称"北柴胡"和"南柴胡"。春秋二季采挖，去茎叶和泥沙，干燥。

主要特征　本品呈不规则厚片，直径 0.3 ～ 0.8cm，外表皮黑褐色或浅棕色，具纵皱纹和支根痕。切面淡黄白色，纤维性。质硬。气微香，味微苦。

鉴别要点　断面呈纤维性，能一层一层剥离的为北柴胡。

验收注意　茎不是药用部位不能掺入。

13. 防风

来源与采制　本品为伞形科植物防风的干燥根。春秋二季采挖未抽花茎植株的根，除去须根盒泥沙，晒干。

主要特征　本品为圆形或椭圆形的厚片，直径 0.5 ～ 2cm。外表皮棕灰色，有纵皱纹、有的可见横长皮孔样突起、密集的环纹或残存的毛状叶基。切面皮部浅棕色，有裂隙，木部浅黄色，具放射状纹理。气特异，味微甘。

鉴别要点　体轻质松，皮部深棕色，木部浅黄色，习称"红眼圈"。气特异，习称"油哈气"。

验收注意　伪品防风表面浅灰黄色断面坚实，皮部浅棕色，木部浅黄色。

14. 麦冬

来源与采制　本品为百合科植物麦冬的干燥块根，夏季采挖，洗净，反复暴晒、堆置，至七八成干，除去须根，干燥。

主要特征　本品呈纺锤形，两端略尖，长 1.5 ～ 3cm，直径 0.3 ～ 0.6cm。表面黄白色或淡黄色，半透明，中柱细小。气微香，味甘，微苦。

鉴别要点　寸冬，故长度不大于 3cm。

验收注意　注意长度不能大于 3cm。提取过的药渣不能入药。

硫熏标准　残留物以二氧化硫计，不得超过 150ppm。

15. 石菖蒲

来源与采制　本品为天南星科植物石菖蒲的干燥根茎。秋冬二季采挖，除去须根和泥沙，晒干。

主要特征　本品呈扁圆形或长条形的厚片，直径 0.3 ～ 1cm。外表皮棕褐色或灰棕色，有的可见环节及油点。气芬芳，味苦，微辛。

鉴别要点　有特异的香气。

验收注意　水菖蒲为伪品，直径 1 ～ 1.5cm，断面海绵样。

16. 防己

来源与采制　本品为防己科植物粉防己的干燥根。秋季采挖，洗净，除去粗皮，晒至半干，切段，个大者再纵切，干燥。

主要特征　本品呈类圆形或半圆形的厚片，直径 1 ～ 5cm。外表皮淡灰黄色。切面灰白色，粉性，有稀疏的放射状纹理。气微，味苦。

鉴别要点　切面灰白色，富粉性，稀疏的放射状纹理不分叉。

验收注意　断面放射状纹理有分叉的是伪品（广防己）。

17. 川芎

来源与采制　本品为伞形科植物川芎的干燥根茎。夏季当茎上的节盘显著突出，并略带紫色时采挖。除去泥沙，晒后烘干，再去须根。

主要特征　本品直径 2 ～ 7cm。为不规则厚片，外表皮黄褐色，有皱缩纹。切面黄白色或灰黄色。具有明显波状环纹或多角形纹理，散生黄棕色油点。质坚实。气浓香，味苦，微甜。

鉴别要点　片形大，有明显波状环纹或多角形纹理，气浓香。

验收注意　干枯，油性小的为提取过的残渣，不能入药。

18. 丹参

来源与采制　本品为唇形科植物丹参的干燥根和根茎。春秋二季采挖，去除泥沙，干燥。

主要特征　本品呈类圆形或椭圆形的厚片，直径 0.3 ～ 1cm，外表皮棕红色或暗棕红色，具纵皱纹，粗糙，具纵皱纹。切面有裂隙或略样，皮部棕红色，木部平整而致密，有的呈角质灰黄色或紫褐色，有黄白色放射状纹理，气微，味微苦涩。

鉴别要点　皮部棕红色，木部灰黄色或紫褐色，导管束黄白色，呈放射状排列。

验收注意　颜色明显变深发生变质的不能入药。皮部淡棕色，木部黄色，质地干枯的是丹参提取物残，不能入药。规格细小的为优质饮片。

19. 当归

来源与采制　本品为伞形科植物当归的干燥根。秋末采挖，除去须根和泥沙，待水分稍蒸发后，捆成小把，用烟火慢慢熏干。

主要特征　本品呈类圆形，椭圆形或不规则薄片。外表皮黄棕色至褐棕色。切面黄白色或淡棕黄色，平坦，有裂隙，中间有浅棕色的形成层环，并有多数棕色的油点，气浓郁，味甘，辛，微苦。

鉴别要点　味甘带辛，气浓香。

硫熏标准　残留物以二氧化硫计，不得超过 150ppm。

20. 骨碎补（烫）

来源与采制　本片为水龙骨科植物槲蕨的干燥根茎。全年均可采挖，去除泥沙，干燥，或再燎去茸毛（鳞片）。

主要特征　本品体膨大鼓起，断面红棕色，维管束呈黄色点状，排列成环，质轻，酥松，气微，味淡，微涩。

鉴别要点　扁圆形，切面红棕色，黄色的为管束点状排列成环。

验收注意　不要炒焦。

21. 猫爪草

来源与采制　本片为毛茛科植物小毛茛的干燥块根。春季采挖，除去须根和泥沙，晒干。

主要特征　本片由数个至数十个纺锤形的块根簇生，形似猫爪，长 3～10mm，直径 2～3mm，顶端有黄褐色残茎或茎痕。表面黄褐色或灰黄色，久存色泽变深，微有纵皱纹，并由点状须根痕和残留须根。质坚实，断面类白色或黄白色，空心或实心，粉性，气微，味微甘。

鉴别要点　表面黄褐色或灰黄色，久存色泽变深，微有纵皱纹，并有点状须根痕和残留须根。

验收注意　非药用部位如地上茎等不得入药。

22. 北沙参

来源与采制　本品为伞形科植物珊瑚菜的干燥根，夏秋二季采挖，除去须根，洗净，稍晾，置沸水中烫后，除去外皮，干燥。或洗净直接干燥。

主要特征　饮片直径 0.4～1.2cm，皮部浅黄白色，木部黄色。气特异，味微甘。

验收注意　去芦头为非药用部位，要去芦头。注意陈旧走油的劣品。

硫熏标准　残留物以二氧化硫计，不得超过 150ppm。

23. 远志

来源与采制　本品为远志科植物远志或卵叶远志的干燥根，春秋二季采挖，除去须根和泥沙晒干。

主要特征　本品呈圆柱形的段。外表皮灰黄色至灰棕色，有横皱纹。前面棕黄色，中空，气微，味苦，微辛，嚼之有刺喉感。

鉴别要点　质硬而脆，易折断，断面皮部易与木部剥离。

验收注意　注意直径不能小于 0.3cm，远志心为杂质。

24. 白前

来源与采制　为萝摩科植物柳叶白前或芫花叶白前的干燥根茎和根。秋季采挖，净制，晒干。

主要特征 柳叶白前,根茎呈细长圆柱形,有分枝,稍弯曲,长4～15cm,直径1.5～4mm。表面黄白色或黄棕色,节明显,节间长1.5～4.5mm,顶端有残茎。质脆断面中空,节出簇生纤细弯曲的根,长可达10cm,直径不及1mm,有多次分枝呈毛须状,常盘曲成团。味微甜。芫花叶白前:根茎较短小或略呈块状,表面灰绿色或灰黄色,节间长1～2cm。质地坚硬,根稍弯曲,直径约1mm,分枝少。

鉴别要点 质脆,断面中空,节处簇生纤细弯曲的根,有多次分枝呈毛须状,常盘曲成团,味微甜。

验收注意 地上茎不能入药。

25. 大黄

来源与采制 本品为蓼科植物掌叶大黄、唐古特大黄或药用大黄的干燥根和根茎。秋末茎叶枯萎或次年春天发芽前采挖,除去细根,刮去外皮,切瓣或段,绳穿成串干燥或直接干燥。

主要特征 本品为类圆形片,直径3～10cm。质地坚实,有的中心稍松软,断面淡红棕色或黄棕色,显颗粒性,根茎髓部宽广,有星点环列或散在,根木部发达,具放射状纹理,形成层环明显,无星点。

鉴别要点 断面淡红棕色或黄棕色显颗粒性,气清香,嚼之黏牙有砂粒感。

验收注意 注意在中心松软部易生虫。

26. 独活

来源与采制 本品为伞形科植物,重齿毛当归的干燥根。初春苗刚发芽或秋末茎叶枯萎时采挖,除去须根和泥沙,烘至半干,堆置2～3天,发软后再烘至全干。

主要特征 本品呈类圆形薄片,直径1.5～3cm。外表皮灰褐色或棕褐色,具皱纹,切面皮部灰白色至灰褐色,有多数散在棕色油点,木部灰黄色至黄棕色,形成层环棕色,有特异香气,味苦,辛,微麻舌。

鉴别要点 有多数散在的棕色油室,木部灰黄色至黄棕色,形成层环棕色,味苦,辛,微麻舌。

验收注意 注意走油。

27. 升麻

来源与采制 本品为毛茛科植物大三叶升麻、兴安升麻或升麻的干燥根茎。秋季采挖,去除泥沙,晒至须根干时,燎去或除去须根,晒干。

主要特征 升麻直径2～4cm,质地坚硬,不易折断,断面不平坦,有裂隙,纤维性,黄绿色或淡黄白色,气微,味微苦而涩。

鉴别要点 断面裂隙明显,纤维性,黄绿色或淡黄白色,气微,味微苦而涩。

验收注意 注意地上茎不能入药。

28. 山药

来源与采制 本品为薯蓣科植物薯蓣的干燥根茎。冬季茎叶枯萎后采挖,切去根头,洗净,除去外皮和须根,干燥,或鲜切厚片,干燥。

主要特征 本品呈类圆形厚片,直径1.5～6cm。断面类白色,颗粒状,富粉性,散有棕黄色点状物,气微味淡,微酸,嚼之发黏。

鉴别要点　颗粒状，粉性。气微，味淡，微酸，嚼之发黏。

验收注意　断面不显颗粒状的是伪品，硫熏标准，残留物以二氧化硫计，不得超过400ppm。

29. 天麻

来源与采制　本品为兰科植物天麻的干燥块茎。立冬后至次年清明前采挖，立即洗净，蒸透，敞开低温干燥。

主要特征　本品呈不规则的薄片，外表皮淡黄色至淡黄棕色，有时可见点状排成横环纹。切面黄白色至淡棕色。角质样，半透明气微，味甘。

鉴别要点　黄白色至淡棕色，角质样，鹦哥嘴，肚脐眼儿残留马尿味儿。

硫熏标准　残留物以二氧化硫计，不得超过 400pm。

30. 甘草

来源与采制　为豆科植物甘草，胀果甘草或光果甘草的干燥根和根茎。春秋二季采挖，除去须根晒干。

主要特征　饮片为圆形片，直径 0.6～3.5cm。呈纤维性，黄白色，形成层环明显，射线放射状，有的有裂隙，有的饮片中部有髓。气微，味甜而特殊。

鉴别要点　味甜而特殊。

验收注意　直径不能小于 0.6cm。

31. 牛膝

来源与采制　本品为苋科植物牛膝的干燥根。冬季茎叶枯萎时采挖，除去须根和泥沙，捆成小把，晒至于皱后，将顶端切齐，晒干。

主要特征　本品呈圆柱形段，直径 0.4～1cm。外表皮灰黄色或淡棕色，有微细的纵皱纹，横长皮孔，质地硬脆，易折断，受潮变软。前面平坦，淡棕色或棕色，略呈角质样而油润，中心维管束木部较大，黄白色，外围多数黄白色点状维管束，断续排列成 2～4 轮。气微，味微甜而稍苦涩。

鉴别要点　断面角质样而油润，点状维管束，断续排列成 2～4 轮。

验收注意　断面走油变黑的不能入药。

硫熏标准　残留物以二氧化硫计，不得超过 400ppm。

32. 木香

来源与采制　本品为菊科植物木香的干燥根。秋冬二季采挖，除去泥沙和须根，切段，大的再纵剖成瓣，干燥后撞去粗皮。

主要特征　本品呈类圆形或不规则厚片，直径 0.5～5cm。外表皮黄棕色至灰褐色，有纵皱纹。切面棕黄色至棕褐色，中部有明显菊花心形的放射纹理，形成层环棕色，褐色油点（油室）散在。气香特异，味微苦。

鉴别要点　菊花纹，气香特异。

验收注意　注意看裂隙内是否掺入加重粉。

33. 山慈菇

来源与采制　本品为兰科植物杜鹃兰、独蒜兰或云南独蒜兰的假鳞茎。前者习称"毛慈菇"，后二者习称"冰球子"。夏秋二季，除去地上部分及须根，分开大小置沸水锅中煮至透心，干燥。

主要特征 毛慈姑，呈不规则扁球形或圆锥形，顶端突起，基部有须根痕。长1.8～3cm，膨大部分直径1～2cm。表面黄棕色或棕褐色，有纵皱纹或纵沟，中部有2～3条微突起的环节，节上有鳞片叶干枯腐烂后留下的丝状纤维。质地坚硬，难折断，断面灰白色或黄白色，略呈角质，气微，味淡，带黏性。冰球子：呈圆锥形，瓶颈状或不规则团状，直径1～2cm，高1.5～2.5cm。顶端渐尖，尖端断头处呈盘状，基部膨大而圆平，中央凹入有1～2条环节，多偏向一侧。撞去外表皮者表面黄白色，带表皮者，浅棕色，光滑，有不规则皱纹，断面浅黄色，胶质半透明。

鉴别要点 呈扁球形或圆锥形，中部有2～3条微凸起的环节，节上有鳞片叶干枯腐烂后留下的丝状纤维。

验收注意 注意干枯瘦小者及地上部分。

34. 北豆根

来源与采制 本品为防己科植物蝙蝠葛的干燥根茎，春秋二季采挖，除去须根和泥沙，干燥。

主要特征 本片直径0.3～0.8cm，断面木部淡黄色，放射状排列，中心有髓，气微，味苦。

鉴别要点 直径0.3～0.8cm，木部淡黄色，车轮纹，中心有髓。

验收注意 直径小于0.3cm、断面没有髓是伪品。

35. 射干

来源与采制 本品为鸢尾科植物射干的干燥根茎。春初刚发芽或秋末茎叶枯萎时采挖，除去须根和泥沙，干燥。

主要特征 本品呈不规则形或长条形的薄片。外表皮黄褐色，棕褐色，或黑褐色，皱缩，可见残留的须根和须根痕，有的可见环纹。切面淡黄色或鲜黄色，具散在的筋脉小点或筋脉纹，有的可见环纹。

鉴别要点 质硬，断面黄色，颗粒性，气微，味苦，微辛。

验收注意 注意不能掺有地上部分。

36. 细辛

来源与采制 本品为马兜铃科植物北细辛、汉城细辛或华细辛的干燥根和根茎，前两者习称"辽细辛"。夏季果熟期或初秋采挖，除净地上部分和泥沙，阴干。

主要特征 本品呈不规则的段。根茎呈不规则的圆形，外表皮灰棕色，有时可见环形的节。根细，表面灰黄色，平滑或具纵皱纹，切面黄白色或白色。气辛香、味麻辣，麻舌。

鉴别要点 气辛香、味麻辣，麻舌。

验收注意 注意与徐长卿的区分。徐长卿，气香，味微，辛凉。

37. 羌活

来源与采制 本品为伞形科植物羌活或宽叶羌活的干燥根茎和根，春秋二季采挖，除去须根和泥沙，晒干。

主要特征 本品呈类圆形，不规则形横切或斜切片，直径0.6～2.5cm，表皮棕褐色或黑褐色，前面外侧棕褐色，木部黄白色，有的可见放射状纹理，体轻、质脆。气香，味微苦而辛。

鉴别要点 皮部棕褐色木部黄白色，放射状纹理，气香，味微苦而辛。

验收注意 干枯，颜色浅为提取过的残渣，不能入药。

38. 浙贝母

来源与采制　本品为百合科植物浙贝母的干燥鳞茎。初夏植株枯萎时采挖洗净，大小分开，大者除去芯芽，习称"大贝"，小者不去芯芽，习称"珠贝"。分别撞擦，除去外皮，拌以煅过的贝壳粉，吸去擦出的浆汁，干燥，或取诸鳞茎，大小分开，洗净，除去新芽，趁鲜切成厚片，洗净，干燥，习称"浙贝片"。

主要特征　本品为鳞茎外层的单瓣鳞叶切成的片。椭圆形或类圆形，直径 1～2cm。边缘表面淡黄色，切面平坦，粉白色，质脆，易折断，断面粉白色，富粉性。同"浙贝片"。

鉴别要点　质硬而脆，断面白色至黄白色，富粉性，气微，味微苦。

硫熏标准　残留物以二氧化硫计，不得超过 150ppm。

39. 续断

来源与采制　本品为川续断科植物，川续断的干燥根，秋季采挖，除去根和须根，用微火烘至半干，堆置"发汗"至内部变绿色时，再烘干。

主要特征　本品呈类圆形或椭圆形的厚片，直径 0.5～2cm，外表皮灰褐色或黄褐色，有纵纹，切面皮部墨绿色或棕褐色，木部灰黄色或黄褐色，可见放射状排列的导管束纹，形成层部位多有深色环。气微味苦，微甜而涩。

鉴别要点　外表皮纵皱，皮部墨绿色或棕色，外缘褐色或淡褐色，木部黄褐色，导管束放射状排列。

验收注意　产地加工不当，没有发汗至内部变绿色，不能入药。

40. 威灵仙

来源与采制　本品为毛茛科植物威灵仙，棉团铁线莲，或东北铁线莲的干燥根，秋季采挖，除去泥沙，晒干。

主要特征　本品呈不规则的段。表面黑褐色，棕褐色，棕黑色，有细纵纹，有的皮部脱落，露出黄白色木部，切面皮部宽广，木部淡黄色，略呈方形或近圆形，皮部与木部间常有裂隙。

鉴别要点　表面黑褐色木部淡黄色，略呈方形或近圆形，皮部与木部间常有裂隙，

验收注意　地上部分不能入药。

41. 仙茅

来源与采制　本品为石蒜科植物仙茅的干燥根茎，秋冬二季采挖，去根头和须根，洗净，干燥。

主要特征　本品呈类圆形或不规则形的厚片或段，直径 0.4～1.2cm。外表皮棕色至褐色，粗糙，有的可见纵横皱纹和细孔状的须根痕。切面灰白色至棕褐色，有多数棕色小点，中间有深色环纹，气微香，微苦，辛。

鉴别要点　断面中间有深色环纹，气微香，味微苦，辛。

验收注意　易发霉，应注意。

42. 秦艽

来源与采制　本品为龙胆科植物秦艽、麻花秦艽、粗茎秦艽或秦艽的干燥根。前三种按性状不同分别习称"秦艽"和"麻花艽"，后一种习称"小秦艽"。春秋二季采挖，除去泥沙。秦艽和麻花艽晒软，堆置"发汗"，至表面呈红黄色或灰黄色，摊开晒干，或不经"发汗"，直接晒干，小秦艽趁鲜时搓去黑皮，晒干。

主要特征　本品呈类圆形的厚片，外表皮黄棕色，微黄色，棕褐色，粗糙，有扭曲纵

纹或网状孔纹。切面皮部黄色或棕黄色，木部黄色，有的中心呈枯朽状，味苦，微涩。

鉴别要点　外表皮黄棕色扭曲纵纹或网状孔纹，气特异。

验收注意　注意地上部分不能入药。

43. 桔梗

来源与采制　本品为桔梗科植物桔梗的干燥根，春秋二季采挖，除去须根，趁鲜剥去外皮，或不去外皮，干燥。

主要特征　本品呈椭圆形或不规则厚片，直径 0.7 ～ 2cm，外皮已除去或偶有残留。切面皮部类白色，较窄，形成层环明显，棕色。木部宽，有较多裂隙，气微，味微甜后苦。

鉴别要点　呈边缘不规则厚片，形成层环明显，木部宽，有较多裂隙，味微甜后苦。

验收注意　掺加重粉后，手感发硬，扎手，不能入药。

硫熏标准　残留物以二氧化硫计，不得超过 150ppm。

44. 虎杖

来源与采制　本品为蓼科植物虎杖的干燥根茎和根。春秋二季采挖，除去须根，洗净，趁鲜切短段或厚片，晒干。

主要特征　本品多为不规则厚片，长 1 ～ 7cm，直径 0.5 ～ 2.5cm，外皮棕褐色，有纵皱纹和须根痕，切面皮部较薄，木部宽广，棕黄色，射线放射状，皮部与木部较易分离，根茎髓中有隔或呈空洞状，质坚硬，气微，微苦，涩。

鉴别要点　根茎髓中有隔或呈空洞状。

验收注意　注意霉变，生虫。

45. 赤芍

来源与采制　本品为毛茛科植物芍药或川赤芍的干燥根。春秋二季采挖，除去根茎须根和泥沙，晒干。

主要特征　本品为类圆形切片，0.5 ～ 3cm，外表皮棕褐色，切面粉白色或粉红色，皮部窄，木部宽，木部放射状纹理明显有的有裂隙。

鉴别要点　外表皮棕褐色，切面粉白色或粉红色，皮部窄，木部放射状纹理明显，味酸涩。

验收注意　常见伪品有地榆，未去皮的白芍。

46. 百合

来源与采制　本品为百合科植物卷丹，百合，或细叶百合的干燥肉质鳞叶。秋季采挖，剥取鳞叶，置沸水中略烫，干燥。

主要特征　本品呈长椭圆形，长 2 ～ 5cm，宽 1 ～ 2cm，中部厚 1.3 ～ 4mm。表面类白色，淡棕黄色或微带紫色，有数条纵直平行的白色维管束。顶端稍尖，基部较宽，边缘薄，微波状，略向内弯曲。质坚硬而脆，断面较平坦，角质样，气微，味微苦。

鉴别要点　顶端稍尖，基部较宽，边缘薄，微波状，角质样，气微，味微苦。

硫熏标准　残留物以二氧化硫计，不得超过 150ppm。

47. 白茅根

来源与采制　本品为禾本科植物白茅的干燥根茎，春秋二季采挖，晒干，除去须根和膜质叶鞘，捆成小把。

主要特征　本品呈圆柱形的段，外表皮黄白色或淡黄色，微有光泽，具纵皱纹，有的可见稍隆起的节。切面皮部白色，多有裂隙，放射状排列，中柱淡黄色或中空，易与皮部剥离。

气微，为微甜。

鉴别要点　车轮纹，中空，味微甜。

验收注意　外皮颜色特别白的为硫黄熏过的，不能入药，硫熏标准，残留物以二氧化硫剂计，不得超过 150ppm。断面实心无裂隙的是伪品。

48. 延胡索（醋）

来源与采制　本品为罂粟科植物延胡索的干燥块茎，夏初茎叶枯萎时采挖，除去须根，洗净，置沸水中煮至恰无白心时，取出晒干。

主要特征　本品为不规则碎块，表面和切面黄褐色，角质样，去蜡样光，质较坚硬。微具醋香气，微苦。

鉴别要点　切面黄色角质样，具蜡样光泽，微具醋香气，微苦。

验收注意　提取过的残渣不能入药。

49. 郁金

来源与采制　本品为姜科植物温郁金、姜黄、广西莪术或蓬莪术的干燥块根。前两者分别习称"温郁金"和"黄丝郁金"，其余按性状不同习称"桂郁金"或"绿丝郁金"。冬季茎叶枯萎后采挖，除去泥沙和细根，蒸或煮至透心，干燥。

主要特征　本品呈椭圆形或长条形薄片，外表皮灰黄色，灰褐色至灰棕色，具不规则的纵皱纹。前面微棕，呈黄色至灰黑色。角质样，内皮层环明显。气微香，味儿微苦。

鉴别要点　呈椭圆形或长条形薄片，切面角质样，内皮层环明显。

验收注意　易霉变，应注意。

50. 莪术

来源与采制　本品为姜科植物蓬莪术、广西莪术或温郁金的干燥根茎。后者习称"温莪术"。冬季茎叶枯萎后采挖，蒸或煮至透心，晒干或低温干燥后除去须根和杂质。

主要特征　本品呈类圆形或椭圆形的厚片，直径 1.5～4cm，外表皮灰黄色或灰棕色，有时可见环节，或须根痕。切面黄绿色，黄棕色或棕褐色，内皮层环纹明显，散在"筋脉"小点。气微香，味微苦而辛。

鉴别要点　切面面黄绿色、黄棕色或褐棕色，内皮层环纹明显，散在"筋脉"小点。

验收注意　直径小于 1.5cm 的为劣药。

51. 三棱

来源与采制　本品为黑三棱科植物黑三棱的干燥块茎，冬季采收，削去外皮，晒干。

主要特征　本品呈类圆形的薄片，直径 2～4cm，外表皮灰棕色，切面灰白色或黄白色，粗糙，有多数明显的细筋脉点，气微，味淡，嚼之微有麻辣感。

鉴别要点　切面灰白色或黄白色，粗糙，有多数明显的细筋脉点，气微，味淡，嚼之微有麻辣感。

验收注意　外皮要削干净。

52. 玄参

来源与采制　本品为玄参科植物玄参的干燥根，冬季茎叶枯萎时采挖，除去根茎，幼芽，须根以及泥沙，晒或烘至半干，堆放 3～6 天，反复数次，置干燥。

主要特征　本品呈类圆形或椭圆形的薄片，直径 1～3cm，外表皮微黄色或灰褐色，切面黑色，微有光泽，有的有裂隙，气特异似焦糖，味甘，微苦。

鉴别要点　外皮色浅，中部色深。

验收注意　注意有无虫蛀发霉。注意有无根茎及杂质。

53. 生地黄

来源与采制　本品为玄参科植物地黄的新鲜或干燥块根，秋季采挖，除去芦头，须根及泥沙，将地黄缓缓烘焙至约八成干。

主要特征　本品呈类圆形，或不规则的厚片，外表皮棕黑色或棕灰色，极皱缩。具不规则的横曲纹，切面棕黑色或乌黑色，有光泽，具黏性，气微，味微甜。

鉴别要点　外皮色深，中部色浅。

验收注意　应手摸不黏手，不然为太湿。

54. 党参

来源与采制　本品为桔梗科植物党参，素花党或川党参的干燥根，秋季采挖，晒干。

主要特征　本品呈类圆形的厚片，直径 0.4 ～ 2cm，外表皮灰黄色至黄棕色，有时可见头部有多数疣状突起的茎痕和芽。切面皮部淡黄色至淡棕色，木部淡黄色，有裂隙，或放射状纹理，有特殊香气，微甜。

验收注意　注意颜色发白发亮的可能硫超标。

55. 太子参

来源与采制　本品为石竹科植物孩儿参的干燥块根，夏季茎叶大部分枯萎时采挖，除去须根，置沸水中略烫后，晒干或直接晒干。

主要特征　本品呈细长纺锤形或长条形，稍弯曲，长 3 ～ 10cm，直径 0.2 ～ 0.6cm，表面黄白色，较光滑，微有纵皱纹，凹陷处有须根痕，顶端有茎痕。质硬而脆，断面平坦，淡黄白色，角质样，或类白色，有粉性，气微，味微甘。

鉴别要点　质硬而脆，断面角质样。

验收注意　须根必须除净。注意颜色发白发亮的可能硫超标。

硫熏标准　残留物以及二氧化硫计，不超过 150ppm。

56. 香附（醋）

来源与采制　本品为莎草科植物莎草的干燥根茎，秋季采挖，燎去毛须，置沸水中，略煮或蒸透后晒干，火燎后直接晒干。

主要特征　本品呈纺锤形，有的略弯曲，长 2 ～ 3.5cm，直径 0.5 ～ 1cm，表面黑褐色，有纵纹，并有 6 ～ 10 个略隆起的环节，节上有未除净的棕色毛须和须根断痕，去净毛须者，较光滑，环节不明显，质硬，经蒸煮者断面黄棕色或红棕色，角质样，表面黑褐色，略有醋香气，味微苦。

鉴别要点　纺锤形，有的略弯曲，有 6 ～ 10 个略隆起的环节。

验收注意　常小于 2cm，直径小于 0.5cm 的为劣药。

57. 徐长卿

来源与采制　本品为萝摩科植物徐长卿的干燥根和根茎，秋季采挖除去杂质，阴干。

主要特征　本品呈不规则的段，根茎有节，四周着生多数根，根圆柱形，表面淡黄白色至淡棕黄色或棕色，有细纵皱纹，切面粉性，皮部类白色或黄白色，形成层环淡棕色，木部细小，气微，辛凉。

验收注意　注意与细辛的区别。细辛，气辛香，味辛辣，麻舌。

58. 黄芪

来源与采制　本品为豆科植物蒙古黄芪或者膜荚黄芪的干燥根，春秋二季采挖，除去须头和根头，晒干。

主要特征　本品呈类圆形或椭圆形的厚片，直径 1～3.5cm，外表皮黄白色至淡棕褐色，可见纵皱纹或纵沟，切面皮部黄白色，木部淡黄色，有放射状纹理，及裂隙，有的中心偶有枯朽状，黑褐色或呈空洞。气微，味微甜，嚼之有豆腥味。

鉴别要点　菊花心，有裂隙，豆腥味。

验收注意　直径 1～3.5cm，粉性足，味甘质量好。

59. 薤白

来源与采制　本品为百合科植物小根蒜或薤的干燥鳞茎，夏秋二季采挖洗净，去须根，蒸透或置沸水中烫透晒干。

主要特征　小根蒜，呈不规则卵圆形高 0.5～1.5cm，直径 0.5～1.8cm，表面黄白色或淡黄色棕色，皱缩，半透明有类白色膜质鳞片包被，底部有突起的鳞茎盘，质硬，角质样，有蒜臭，味微辣。

鉴别要点　质坚，饱满、黄白色、半透明，有蒜臭味。

验收注意　注意不能带有杂质和须根。

60. 黄芩

来源与采制　本品为唇形科植物黄芩的干燥根，春秋二季采挖，除去须根和泥沙，晒后撞去粗皮，晒干。

主要特征　本品为类圆形或不规则形薄片，直径 1～3cm。外表皮黄棕色或棕褐色，切面黄棕色或黄绿色，具放射状纹理，味苦。

鉴别要点　切面黄棕色或黄绿色，具放射状纹理，味苦。

验收注意　注意直径不要大于1cm。颜色亮黄的疑染色要做检测。

61. 胡黄连

来源与采制　本品为玄参科植物胡黄连的干燥根茎，秋季采挖，除去须根和泥沙，晒干。

主要特征　本品呈不规则圆形薄片，外表皮灰棕色至暗棕色，切面灰黑色或棕黑色，木部有四到十个类白色点状维管束排列成的环，细微，味极苦。

鉴别要点　断面略平坦，淡棕色至暗棕色，木部有四到十个类白色点状维管束排列成的环，气微，味极苦。

62. 银柴胡

来源与采制　本品为石竹科植物银柴胡的干燥根，夏秋间植株萌发或秋后茎叶枯萎时采挖，栽培品种，于种植后的第三年九月中旬或第四年四月中旬采挖，除去残茎，须根及泥沙晒干。

主要特征　本品直径 0.5～2.5cm，断面不平坦，较疏松，有裂隙。皮部甚薄，木部有黄白色相间的放射状纹理。气微，味甘。

鉴别要点　饮片中可见"狮子头"。

验收注意　直径不能小于 0.5cm。

63. 紫花前胡

来源与采制　本品为伞形科植物紫花前胡的干燥根，秋冬二季地上部分枯萎时采挖，晒干。

主要特征　本品多呈不规则圆柱形,圆锥形或纺锤形,主根较细,有少数支根,3～15cm,直径 0.8～1.7cm。表面棕色至黑棕色,根头部偶有残留茎基和膜状叶鞘残基,有浅直细纵皱纹,可见灰白色横向皮孔样突起和点状须根痕,质硬,断面类白色,皮部较窄,散有少数黄色油点,气芬芳,味微苦,辛。

鉴别要点　根头部有膜状叶鞘残基。

验收注意　根头部有膜状叶鞘残基,皮部窄木部宽,散有少数黄色油点。

64. 熟地黄

主要特征　本品为不规则的块片、碎块,大小厚薄不一,表面乌黑色有光泽黏性大,质柔软而韧性,不易折断,断面乌黑色,有光泽,气微,味甜。

鉴别要点　表面污黑色,有光泽,黏性大,味儿甜。

验收注意　不要过分干燥,质柔软而带韧性,不易折断,断面乌黑色。

65. 前胡

来源与采制　本品为伞形科植物白花前胡的干燥根,冬季至次春茎叶枯萎或未抽花茎时采挖。

主要特征　本品呈类圆形或不规则的薄片,外表皮黑褐色或灰黄色,有时可见残留的纤维状叶鞘残基。切面黄白色至淡黄色,皮部散有多数棕黄色油点,可见一棕色环,及放射状纹理。气芬芳,味微苦,辛。

鉴别要点　可见纤维状叶鞘残基。

验收注意　注意与紫花前胡的区别。紫花前胡根头部有膜状叶鞘残基,皮部窄木部宽,散有少数黄色油点。前胡根头部有纤维状叶鞘残基,皮部宽木部窄,皮部散有多数棕黄色油点。

66. 苍术

来源与采制　本品为菊科植物茅苍术或北苍术的干燥根茎,春秋二季采挖除去泥沙,晒干,撞去须根。

主要特征　本品呈不规则类圆形或条形厚片,直径 1～2cm,外表皮灰棕色至黄棕色,有皱纹,有时可见根痕。切面黄白色或灰白色,散有多数橙黄色或棕红色油室,暴露稍久有的可析出白色细针状结晶,气香特异,味微甘,辛、苦。

鉴别要点　切面黄白色或灰白色散有多数橙黄色或棕红色油室,俗称"麻点",气香特异。

验收注意　应确定地上部分及须根,应明显看见散有多数橙黄色或棕红色油室。

67. 藁本

来源与采制　本品为伞形科植物藁本或辽藁本的干燥根茎和根,秋季茎叶枯萎或次春出苗时采挖,除去泥沙晒干或烘干。

主要特征　本品外表皮可见根痕和残基突起呈毛刺状,或有呈枯朽空洞的,老茎残基。切面木部有放射状纹理和裂隙。

鉴别要点　裂隙明显有特异香气。

验收注意　注意与新疆藁本区别,新疆藁本色黑,质较硬,不易折断。

68. 高良姜

来源与采制　本品为姜科植物高良姜的干燥根茎,夏末秋初采挖,去须根和残留的鳞片,洗净，切段，晒干。

主要特征　本品呈类圆形或不规则的薄片，外表皮棕红色至暗棕色，有的可见环节和须根痕，切面灰黄色至红棕色，外周色较淡，具有多数散在的筋脉小点，中心圆形，约占三分之一，味辛辣。

鉴别要点　外表皮棕红色至暗棕色，有环节，气香，味辛辣。

验收注意　除去须根和残留杂质。

69. 知母

来源与采制　本品为百合科植物知母的干燥根茎。春秋二季采挖，除去须根和泥沙，晒干，习称"毛知母"，去除外皮，晒干。

主要特征　本品呈不规则类圆形的厚片，直径 0.8 ～ 1.5cm，外表皮黄棕色或棕色，可见少量残存的黄棕色叶基纤维和凹陷或突起的点状根痕，切面黄白色至黄色。气微，味微甜，略苦，嚼之带黏性。

验收注意　切面黄白色至黄色。气微，味微甜，略苦，嚼之带黏性。

70. 黄连

来源与采制　本品为毛茛科植物黄连，三角叶黄连，或云连的干燥根茎，以上三种分别系成味连、雅连、云莲。秋季采挖，除去须根和泥沙，干燥，撞去残留须根。

主要特征　本品呈不规则的薄片，外表皮灰黄色或黄褐色，粗糙，有细小的须根，切面或碎断面鲜黄色或红黄色，放射状纹理，味极苦。

鉴别要点　切面鲜黄色或红黄色，味极苦。

验收注意　断面颜色应为皮部橙红色或暗棕色，木部鲜黄色或橙黄色，颜色浅可能是提取过的有效成分的残渣。不能带有须根，泥土。

71. 白头翁

来源与采制　本品为毛茛科植物白头翁的干燥根，春秋二季采挖，除去泥沙，干燥。

主要特征　本品呈类圆形的片，外表皮黄棕色或褐棕色，具不规则纵皱纹或纵沟，近根头部有白色绒毛。切面皮部黄白色或淡黄棕色，木部淡黄色。气微，味微苦涩。

鉴别要点　劲根头部有白色绒毛。

72. 苦参

来源与采制　本品为豆科植物苦参的干燥根，春秋二季采挖，除去根头和小支根，洗净，干燥，或趁鲜切片，干燥。

主要特征　本品呈类圆形或不规则形的厚片，外表皮灰棕色或棕黄色，有时可见横长皮孔样突起，外皮薄，常破裂反卷或脱落，脱落处显黄色或棕黄色，光滑，切面黄白色，纤维性，具放射状纹理和裂隙，有的可见同心性环纹。气微，味极苦。

鉴别要点　外皮薄，多破裂反卷，易剥离，切面黄白色，具放射状纹理和裂隙，气微，味极苦。

验收注意　直径 1 ～ 6.5cm，味极苦。

73. 葛根

来源与采制　本品为豆科植物，野葛的干燥根，秋冬二季采挖，趁鲜切成厚片或小块，干燥。

主要特征　本品呈不规则厚片，粗丝或边长为 5 ～ 12.2mm 的方块儿，前面，浅黄棕色或棕黄色，质地韧，纤维性强，气微，味微甜。

鉴别要点　质地韧，纤维性强，味微甜。

硫熏标准　残留物以二氧化硫记，不得超过150ppm。

74. 绵萆薢

来源与采制　本品为薯蓣科植物绵萆薢或福州薯蓣的干燥根茎，秋冬二季采挖，除去须根，洗净，切片，晒干。

主要特征　本品为不规则的斜切片，边缘不整齐，大小不一，厚2～5mm。外皮黄棕色至黄褐色，质疏松，略呈海绵状，切面灰白色至浅灰棕色，黄棕色，点状维管束散在，气微，味微苦。

鉴别要点　质酥松，略呈海绵状，切面灰白色至浅棕色。

验收注意　注意发霉。

75. 板蓝根

来源与采制　本品为十字花科植物菘蓝的干燥根，秋季采挖除去泥沙晒干。

主要特征　本品呈圆形的厚片，直径0.5～1cm，外表皮淡灰黄色至淡棕黄色，有纵皱纹，切面皮部黄白色，木部黄色。气微，味微甜后苦涩。

鉴别要点　木部占皮部的二分之一。

验收注意　油菜根容易掺入板蓝根饮片中。

76. 麻黄根

来源与采制　本品为麻黄科植物草麻黄、中麻黄、木贼麻黄的干燥根和根茎，秋末采挖，除去残茎、须根和泥沙，干燥。

主要特征　本品呈圆形的厚片，直径0.5～1.5cm，外表面红棕色或灰棕色，有纵皱纹，支根痕，切面皮部黄白色，木部淡黄色或黄色，纤维性，具放射状纹，有的中心有髓。气微，味微苦。

验收注意　麻黄根与麻黄功效相反，所以不能混入。地上木质茎是非药用部位，不能掺入。

77. 土茯苓

来源与采制　本品为百合科植物光叶菝葜的干燥根茎，夏秋二季采挖，除去须根，洗净干燥，或趁鲜切成薄片干燥。

主要特征　本品呈长圆形或不规则的薄片，直径2～5cm，边缘不整齐，切面类白色，红棕色，可见点状维管束及多数小亮点，浸润后，有黏滑感，气微，味微甘、涩。

鉴别要点　折断后有粉尘飞扬，以水浸润后有黏滑感。

验收注意　本品易发霉，验收时应注意。

78. 川牛膝

来源与采制　本品为苋科植物川牛膝的干燥根，秋冬二季采挖，除去芦头，须根及泥沙，烘或晒至半干，堆放回润，再烘干或晒干。

主要特征　本品呈圆形或椭圆形薄片，直径0.5～3cm，外表皮黄棕色或灰褐色，切面浅黄色至棕黄色。可见多数排列成数轮同心环的黄色点状维管束，气微味甜。

鉴别要点　断面浅黄色或棕黄色，维管束点状排列成数轮同心环。

验收注意　饮片直径0.5～3cm。

79. 泽泻

来源与采制 本片为泽泻科植物泽泻的干燥块茎，冬季茎叶开始枯萎时采挖，洗净，干燥，除去须根和粗皮。

主要特征 本品呈圆形或椭圆形厚片，直径 2 ～ 6cm，外表皮黄白色或淡黄棕色，可见细小突起的须根痕，切面黄白色，有多数细孔，气微，味微苦。

验收注意 断面布满多数黑点，可能是种植地水质污染，验收时注意。

80. 金果榄

来源与采制 本品为防己科植物青牛胆或金果榄的干燥块根，秋冬二季采挖，除去须根，晒干。

鉴别要点 本品呈类圆形或不规则形的厚片直径 3 ～ 6cm，外表皮棕黄色至暗褐色，皱缩，凹凸不平，切面淡黄白色，有时可见灰褐色排列稀疏的放射状纹理，有的具裂隙。气微，味苦。

验收注意 注意防虫。

81. 千年健

来源与采制 本品为天南星科植物千年建的干燥根茎，春秋二季采挖，除去外皮，晒干。

主要特征 本品呈圆形或不规则形的片。外表皮黄棕色至红棕色，粗糙，有的可见圆形根痕。切面红褐色，具有众多黄色纤维束，有的呈针刺状。

验收注意 断面红褐色，黄色针状纤维束多而明显，习称"一包针"。

82. 锁阳

来源与采制 本品为锁阳科植物锁阳的干燥肉质茎。春季采挖除去花序，切断，晒干。

主要特征 本品呈扁圆柱形，稍弯曲，长 5 ～ 15cm，直径 1.5 ～ 5cm，表面棕色或棕褐色，粗糙，具明显纵沟，不规则凹陷，有的残存三角形的黑棕色鳞片，质硬，难折断，断面浅棕色或棕褐色，有黄色三角状维管束，气微，味甘而涩。

验收注意 断面浅棕色或棕褐色，有黄色三角状维管束。

83. 肉苁蓉

来源与采制 本品为列当科植物肉苁蓉或管花肉苁蓉的干燥带鳞叶的肉质茎。春季苗刚出土时或秋季冻土之前采挖，除去茎尖。切断，晒干。

主要特征 肉苁蓉片呈不规则的厚片直径 2 ～ 8cm。表面棕褐色或灰棕色。有的可见肉质鳞片，切面有淡棕色或棕黄色，点状维管束，排列呈波状环纹，气微，味甜，微苦。

鉴别要点 断面棕褐色有淡棕色点状维管束，排列成波状环状。

验收注意 注意口尝，如有咸味为盐水浸泡增重的不能使用。断面颜色过深过黑为添加铁黑增重的劣品。

（二）茎　木　类

1. 鸡血藤

来源与采制 本品为豆科植物密花豆的干燥藤茎，秋冬二季采收除去枝叶，切片晒干。

主要特征 本品为椭圆形或不规则的斜切片，厚 0.3 ～ 1cm，栓皮灰棕色，有的可见灰白色斑，栓皮脱落处红棕色至棕色。质坚硬，切面木部红棕色或棕色，导管孔多数；韧皮部有树脂状分泌物呈红棕色至黑棕色，与木部相间排列成数个同心性椭圆形环或偏心性半圆形环；髓部偏向一侧。气微，味涩。

鉴别要点　韧皮部有树脂状分泌物，呈红棕色至黑棕色，与木质部相间排列呈数个同心性椭圆形环或偏心性半圆形环；髓部偏向一侧。

验收注意　偏心性环必须三环以上。

2. 钩藤

来源与采制　本品为茜草科植物钩藤，大叶钩藤，毛钩藤，华钩藤或无柄果钩藤的干燥带钩茎枝，秋冬二季采收，去叶，切段晒干。

主要特征　本品茎枝呈圆柱形或类方柱形，长 2～3cm，直径 0.2～0.5cm，表面红棕色至紫红色者具细纵纹，光滑无毛，黄绿色至灰褐色者有的可见白色点状皮孔，被黄褐色柔毛，多数枝节上对生两个向下弯曲的钩，或仅一侧有勾，另一侧为突起的痕痕；钩略扁或稍圆，先端细尖，基部较阔；钩基部的枝上可见叶柄脱落后窝点状痕迹和换装的托叶痕。质坚硬，断面黄棕色，皮部纤维性，髓部黄白色或中空，气微，味淡。

验收注意　必须有单钩或双钩，应注意不能掺入没有钩的茎。

3. 首乌藤

来源与采制　本品为蓼科植物何首乌的干燥藤茎。秋冬二季采割，除去残叶，捆成把或趁鲜切段，干燥。

主要特征　本品呈圆柱形的段，外表面紫红色或紫褐色，切面皮部紫红色，木部黄白色或淡棕色，导管孔明显，髓部疏松，类白色，气微，味微苦涩。

鉴别要点　断面皮部紫红色，木部黄白色或淡棕色，导管孔明显，髓部疏松，类白色。

验收注意　直径不大于 0.7cm。

4. 皂角刺

来源与采制　本品为豆科植物皂角的干燥棘刺，全年均可采收。干燥，或趁鲜切片干燥。

主要特征　表面紫棕色或棕褐色，不易折断，切片厚 0.1～0.3cm，常带有尖细的刺端。木部黄白色，髓部疏松，淡红棕色，质脆，易折断，气微，味淡。

鉴别要点　主刺圆锥形，髓淡红棕色。

验收注意　不能插入非药用部位。

5. 桑寄生

来源与采制　本品为桑寄生科植物桑寄生的干燥带叶茎枝，冬季至次春采割，除去粗茎，切段，干燥，或蒸后干燥。

主要特征　本品为厚片或不规则短段，外表皮红褐色或灰褐色，具细纵皱纹，并有多数细小突起的棕色皮孔，嫩枝有的可见棕褐色绒毛，切面皮部红棕色，木部色较浅。叶多卷曲或破碎，完整者展平后呈卵圆形或椭圆形，表面黄褐色，幼叶被细绒毛，先端钝圆，基部圆形或宽楔形，全缘，革质，气微，味涩。

验收注意　注意与槲寄生的区别，槲寄生茎外皮，黄绿色，黄棕色或棕褐色，切面皮部黄色，木部浅黄色，有放射状纹理，髓部常偏向一边，桑寄生外表皮，红褐色或灰褐色，切面皮部红棕色，木部色较浅。

（三）皮　　类

1. 牡丹皮

来源与采制　本品为毛茛科植物，牡丹的干燥根皮，秋季采挖根部，除去细根和泥沙，剥取根皮，晒干或刮去粗皮，除去木心，晒干，前者习称"连丹皮"，后者习称"刮点皮"。

主要特征　本品呈圆形或，卷曲形的薄片，连单皮外表面灰褐色或黄褐色，栓皮脱落处粉红色；刮丹皮外表面红棕色或淡灰黄色，内表面有时可见发亮的结晶，切面淡粉红色，粉性，气芬芳，味微苦涩。

验收注意　木部为非药用部位，应去除干净。

2. 杜仲

来源与采制　本品为杜仲科植物杜仲的干燥树皮，四到六月剥取，刮去粗皮，堆置发汗至内皮呈紫褐色，晒干。

主要特征　本品呈小方块或丝状。外表面淡棕色或灰褐色，有明显的皱纹，内表面暗紫色光滑，断面有细密，银白色，富弹性的橡胶丝相连，气微，味稍苦。

鉴别要点　内表面暗紫色光滑，质脆易折断，断面有细密银白色，富弹性的橡胶丝相连。

验收注意　内面黑褐色而光，折断时白丝多者为佳；皮薄，缎面丝少或皮厚带粗皮的质次。

3. 黄柏

来源与采制　本品为芸香科植物黄皮树的干燥树皮，习称川黄柏。

主要特征　本品呈丝条状，外表面黄褐色或黄棕色，内表面暗黄色或淡棕色，具有总棱纹，切面纤维性，呈裂片状分层，深黄色，味极苦。

鉴别要点　外表面黄褐色或黄棕色，可见皮孔痕及残存的灰褐色粗皮；内表面暗黄色或淡棕色，具纵棱纹，断面纤维性，呈裂片状分层。

验收注意　注意与易混品种关黄柏的区别，关黄柏外表面黄绿色或淡棕黄色，皮孔痕小而少见，内表面黄色或黄棕色，不具细密的纵棱纹；其他树皮染色冒充特点是里外都黄。

4. 肉桂

来源与采制　本品为樟科植物肉桂的干燥树皮，多于秋季剥取，阴干。

主要特征　本品呈槽状或卷筒状，直径 30～40cm，宽或直径 3～10cm，厚 0.2～0.8cm。外表面灰棕色，稍粗糙，有不规则的细皱纹和横向突起的皮孔，有的可见灰白色的斑纹。内表面红棕色，有细纵皱纹，划之显油痕。质硬而脆，易折断，断面不平坦，外层棕色而较粗糙，内层红棕色而油润，两层间有一条黄棕色的线纹，气香浓烈，味儿甜，辣。

鉴别要点　断面两层间有一条黄棕色的线纹，气香浓烈，味甜，辣。

验收注意　药材香气淡薄，内表面指甲划后不显油性，干枯严重者，均为劣药。

5. 白鲜皮

来源与采制　本品为芸香科植物白鲜的干燥根皮，春秋二季采挖根部，除去泥沙和粗皮，剥去根皮干燥。

主要特征　本品呈不规则的厚片，外表皮灰白色或淡灰黄色，具细纵皱纹及细根痕，常有突起的颗粒状小点，内表面类白色，有细纵皱纹，切面类白色，略呈层片状。有羊膻气，味微苦。

鉴别要点　外表皮灰白色或淡灰黄色，长有突起的颗粒状小点，切面类白色，略呈层片状，剥去外层，迎光可见闪烁的小亮点儿，有羊膻气，味微苦。

验收注意　注意药用部位只有根皮，木心不能入药。

6. 秦皮

来源与采制　本品为木犀科植物苦枥白蜡树，白蜡树，尖叶白蜡树或宿柱白蜡树的干燥枝皮或干皮，春秋二季剥取，晒干。

主要特征 本品为长短不一的丝条状，外表面灰白色或黑棕色，内表面黄白色或棕色，平滑。切面纤维性，质硬，气微，味苦。

验收注意 取本品，加热水浸泡，浸出液在日光下可见碧蓝色荧光。

7. 地枫皮

来源与采制 本品为木兰科植物地枫皮的干燥树皮，春秋二季剥取，晒干或低温干燥。

主要特征 本品呈卷筒状或槽状，5～15cm，直径1～4cm，厚0.1～0.3cm，外表皮灰棕色至深棕色，有的可见灰白色地衣斑，粗皮易剥落或脱落，脱落处棕红色，内表面棕色或棕红色，具明显的细纵皱纹，质松脆，易折断，断面颗粒状，气微香，味微涩。

验收注意 不要带有木质部分，厚0.2～0.3cm。

8. 地骨皮

来源与采制 本品为茄科植物枸杞或宁夏枸杞的干燥根皮。春初或秋后采挖根部，剥取根皮晒干。

主要特征 本品呈筒状或槽状，长3～10cm，宽0.5～1.5cm，厚0.1～0.3cm，外表面灰黄色至棕黄色，有不规则纵裂纹，易成鳞片状剥落。内表面黄白色至灰黄色，味甜甘而后苦。

鉴别要点 皮糙，里白，无香气。

验收注意 不得掺有木心。

9. 厚朴

来源与采制 本品为木兰科植物厚朴或凹叶厚朴的干燥干皮，根皮及枝皮，四到六月剥取，根皮和枝皮直接阴干，干皮置沸水中，微煮后，堆置于阴湿处发汗至内表面变紫褐色或棕褐色，蒸软，取出，卷成筒状干燥。

主要特征 本品呈弯曲的丝条状或单双、卷筒状，外表面灰褐色，有时可见椭圆形皮孔，纵皱纹，内表面紫褐色或深褐色，较平滑，细密纵纹，划之有油痕，切面颗粒性，有油性，有的可见小亮星，气香，味辛辣，微苦。

鉴别要点 断面颗粒性，外层呈灰棕色，内层紫褐色或棕色，有油性，有的可见多数小亮星。

验收注意 干枯的为提取过有效成分的残渣不能入药。

10. 桑白皮

来源与采制 本品为桑科植物桑的干燥根皮。秋末叶落时至次春发芽前，采挖根部，刮去黄棕色粗皮，纵向剖开，剥取根皮，晒干。

主要特征 本品呈扭曲的卷筒状，槽状或板片状，长短宽窄不一，厚1～4mm，外表面白色或黄白色，有的残留橙黄色或棕黄色鳞片状粗皮，内表面黄白色或灰黄色，有细纵皱纹，质韧，纤维性强，难折断，易纵向撕裂，撕裂时有粉尘飞扬，气微，味微甘。

鉴别要点 残留有橙黄色或棕黄色鳞片状粗皮，味微甘。

（四）全 草 类

1. 半枝莲

来源与采制 本品为唇形科植物半枝莲的干燥全草。夏秋二季茎叶茂盛时采挖，洗净，晒干。

主要特征　本品呈不规则的段。茎方柱形，中空，表面暗紫色或棕绿色。叶对生，多破碎，上表面暗绿色，下表面灰绿色。花萼下唇裂片钝或较圆；花冠唇形，棕黄色或浅蓝紫色，被毛。果实扁球形，浅棕色。气微，味微苦。

鉴别要点　茎四棱形，中空，具残存的宿萼，有时内藏四个小坚果。

验收注意　要有浅棕色的球形果实。

2. 蒲公英

来源与采制　本品为菊科植物蒲公英、碱地蒲公英或同属种植物的干燥全草，春至秋季花初开时采挖，除去杂质，洗净晒干。

主要特征　本品为不规则的段，根表面棕褐色，抽皱；根头部有棕褐色褐色或黄白色的绒毛，有的已脱落，叶多皱缩破碎，绿褐色或暗灰绿色，完整者展平后呈倒披针形，先端尖或钝，边缘浅裂或羽状分裂，基部渐狭，下延成柄状。头状花序，总苞片多层，花冠黄褐色或淡黄白色，有时可见具白色冠毛的长椭圆形瘦果，气微，味微苦。

鉴别要点　必须看到花和根，叶子颜色是绿褐色或暗灰绿色。

验收注意　容易掺入苔杆叶，叶颜色浅绿色。人工种植的不建议作为药用。

3. 豨莶草

来源与采制　本品为菊科植物豨莶、腺梗豨莶或毛梗豨莶的干燥地上部分。夏秋二季花开前或花期均可采，除去杂质晒干。

主要特征　本品呈不规则的段，茎略成方柱形，表面灰绿色，黄棕色或紫棕色，有纵沟和细纵纹，灰色柔毛，被灰色柔毛切面髓部类白色。叶多破碎，灰绿色，边缘有锯齿，两面皆具白色柔毛，有时可见黄色头状花序，气微，味微苦。

鉴别要点　茎方柱，被灰色柔毛，切面髓部类白色、中空。叶边缘锯齿，两面皆具白色绒毛。

验收注意　注意发霉变质。

4. 凤尾草

来源与采制　本品为凤尾蕨科植物井栏边草、凤尾草、剑叶凤尾蕨、西边凤尾蕨及蜈蚣草的新鲜或干燥全草，全年均可采收，鲜用或晒干。

主要特征　本品长 25 ～ 70cm，根茎短，密生棕褐色披针形的鳞片及弯曲的细根，叶二型，丛生，灰绿色或绿色，叶柄细而具棱，长 10 ～ 30cm，禾杆色或棕绿色，能育叶片为一回羽状分裂，下部羽片常具 2 ～ 3 枚小羽片，羽片及和小羽片下面边缘连续着生覆有膜质的囊群盖；不育叶的羽片和小羽片较宽，边缘有锯齿。气微，味淡或稍涩。

鉴别要点　两条孢子囊群生于羽片下面边缘。

验收注意　有能育叶和不育叶两种，其中能育叶有孢子囊群。根不是药用部位，不能混入。

5. 木贼

来源与采制　本品为木贼科植物木贼的干燥地上部分，夏秋二季采割，除去杂质，晒干或者阴干。

主要特征　本品呈管状的段。表面灰绿色或黄绿色，有 18 ～ 30 条纵棱，棱上有多数细小光亮的疣状突起，节明显，节上着生筒状鳞片，叶鞘基部和鞘齿黑棕色，中部淡棕黄色。

切面中空，周边有多数圆形的小空腔，气微，味甘淡，微涩，嚼之有砂粒感。

鉴别要点　表面灰绿色或黄绿色，有18～30头纵棱，质脆，易折断，断面中空，周边有多数圆形的小空腔。

验收注意　变质的不能入药。

6. 茵陈

来源与采制　本品为菊科植物滨蒿或茵陈蒿的干燥地上部分，春季幼苗高6～10cm时采收或秋季花蕾长成至花初开时采割，除去杂质和老茎，晒干。春季采收时习称"绵茵陈"，秋季采割时称"花茵陈"。

主要特征　绵茵陈多卷曲呈团状，灰白色或灰绿色，全体密被白色绒毛，绵软如绒，茎细小，长1.5～2.5cm，直径0.1～0.2cm，除去表面白色绒毛后可见明显纵纹，质脆易折断，叶具柄，展开后叶片呈一至三回羽状分裂，叶片长1～3cm，宽约1cm，小裂片卵形，或者稍成倒披针形，条形，气清香，味微苦。

鉴别要点　灰白色或灰绿色，绵软如绒，气清香。

验收注意　老茎不是药用部位。

7. 浮萍

来源与采制　本品为浮萍科植物紫萍的干燥全草，6～9月采收，除去杂质晒干。

主要特征　本品为扁平叶状体，呈卵形或卵圆形，长径2～5mm，上表面淡绿色至灰绿色，偏侧有一小凹陷，边缘整齐或微卷曲。下表面灰绿色至紫棕色，着生数条须根，体轻，手捻易碎，气微，味淡。

鉴别要点　上表面淡绿色至灰绿色，下表面灰绿色至紫棕色。

验收注意　质轻，浮于水面。

8. 薄荷

来源与采制　本品为唇形科植物薄荷的干燥地上部分，夏秋二季茎叶茂盛或花开至三轮时，选晴天，分次采割，晒干或阴干。

主要特征　本品呈不规则的段，茎方柱形，表面紫棕色或淡绿色，具纵棱线，棱角处与茸毛。切面白色，中空，叶多破碎，上表面深绿色下表面灰绿色，稀被绒毛，轮伞花腋生，花萼钟状，先端5齿裂，花冠淡紫色。揉搓后有特殊的清凉，味辛凉。

鉴别要点　揉搓后有特殊的清凉香气，味辛凉。

验收注意　叶不得少于30%。

9. 泽兰

来源与采制　本品为唇形科植物毛叶地瓜苗的干燥地上部分，夏秋二季茎叶茂盛时采割晒干。

主要特征　本品呈不规则的段，方柱形，四面均有浅纵沟，表面黄绿色或带紫色，节处紫色明显，有白色绒毛，切面黄白色中空，叶多破碎，展平后呈披针形或长圆形，边缘有锯齿有时可见轮伞花序。气微，味淡。

鉴别要点　茎呈方柱形断面黄白色，髓部中空。

验收注意　不能发霉。

10. 广藿香

来源与采制　本品为唇形科植物广藿香的干燥地上部分，枝叶茂盛时采割，日晒夜焖，反复至干。

主要特征　本品呈不规则的段，茎略呈方柱形，表面灰褐色，灰黄色或带红棕色，被柔毛。切面有白色髓，叶破碎或皱缩成团，完整者展平后呈卵形或椭圆形，两面均被灰白色绒毛，基部楔形或钝圆，选缘具大小不规则的钝齿，叶柄细，被柔毛。气香特异，味微苦。

验收注意　叶子不得少于 20%。

11. 益母草（干）

来源与采制　本品为唇形科植物益母草的新鲜或干燥地上部分，春季幼苗期至，夏初花前期采割，干品夏季茎叶茂盛，花未开或初开时采割，晒干，或切段晒干。

主要特征　本品呈不规则的段，茎方形，四面凹下成纵沟，灰绿色或黄绿色。切面中部有白髓，叶片灰绿色多皱缩，破碎。轮伞花序腋窝生，花黄棕色，花萼筒状，花冠二唇形。气微，味微苦。

鉴别要点　叶绿色；轮伞花序。

验收注意　注意颜色应为灰绿色或黄绿色，颜色发黄者为陈旧、质次的益母草。

12. 淫羊藿

来源与采制　本品为小檗科植物淫羊藿、箭叶淫羊藿、柔毛淫羊藿或朝鲜淫羊藿的干燥叶，夏秋季茎叶茂盛时采收，晒干或阴干。

主要特征　本品呈撕裂状上表面绿色、黄绿色或浅黄色，下表面灰绿色，网脉明显，中脉及细脉突出，边缘具黄色刺毛状细锯齿。近革质。气微，味微苦。

验收注意　不能有黄叶，枯叶，去净杂质。

13. 荆芥

来源与采制　本品为唇形科植物荆芥的干燥地上部分，夏秋二季花开到顶，穗绿时采割，除去杂质，晒干。

主要特征　本品呈不规则的段。茎呈方柱形，表面淡绿色或淡紫色和红色，被短柔毛，切面类白色，叶多已脱落，穗状轮伞花序，气芳香，味微涩而辛凉。

鉴别要点　茎方柱形，被短柔毛，断面类白色。

验收注意　注意与紫苏梗的区别，紫苏梗，茎方柱形，四棱钝圆，味淡。荆芥，方柱形，味微涩而辛凉。

14. 荆芥穗

来源与采制　本品为唇形科植物荆芥的干燥花穗，夏秋二季花开到顶，穗绿时采摘，除去杂质晒干。

主要特征　本品穗状轮伞花序呈圆柱形，长 3 ～ 15cm，直径约 7mm，花冠多脱落，宿萼黄绿色，钟形，质脆，易碎，内有棕黄色小坚果，气芬芳，味微涩而辛凉。

验收注意　注意发霉。

15. 鱼腥草（干）

来源与采制　本品为三白草科植物的新鲜全草或干燥地上部分。鲜品全年均可采割，干品夏季茎叶茂盛花穗多时采割，除去杂质晒干。

主要特征　本品为不规则的段，茎呈扁圆柱形，表面淡黄棕色或黄棕色，有纵棱。叶片多破碎，黄棕色至暗棕色。穗状花序黄棕色。搓碎具有鱼腥气，味涩。

鉴别要点　用手揉搓具有鱼腥气。

验收注意 饮片完整叶片泡水后为心形。

（五）花 叶 类

1. 丁香

来源与采制 本品为桃金娘科植物丁香的干燥花蕾。当花蕾由绿色转红时采摘，晒干。

主要特征 本品略成研棒状，长 1～2cm。花冠圆球形，直径 0.3～0.5cm，花瓣 4，复瓦状抱合，棕褐色或褐黄色，花瓣内为雄蕊和柱状，搓碎后可见众多黄色颗粒状的花药。萼筒圆柱状，略扁，有的稍弯曲，长 0.7～1.4cm，直径 0.3～0.6cm，红棕色或褐棕色，上部有 4 枚三角状的萼片，十字状分开。质坚硬，富油性。气芳香浓烈，味辛辣，有麻舌感。

鉴别要点 即将开放的花蕾呈研棒状，长 1～2cm，萼片十字状分开，气芳香浓烈。

验收注意 把丁香放入盛有水的杯子中，花托应垂直向下，如不下垂，则可能是提取过的残渣。

2. 款冬花

来源与采制 本品为菊科植物款冬的干燥花蕾，十二月或地冻前当花尚未出土时采挖，除去花梗和泥沙，阴干。

主要特征 本品呈长圆棒状，单生或 2～3 个基部连生，长 1～2.5cm，直径 0.5～1cm，上端较粗，下端渐细或带有短梗，外面被有多数鱼鳞状苞片，苞片外表面紫红色或淡红色，内表面密被白色絮状茸毛，撕开后可见白色茸毛。气香，味微苦而辛。

鉴别要点 长圆棒状，外面被有多数鱼鳞状苞片，苞片外面是紫红色淡红色，内表面密被白色絮状茸毛。

验收注意 花梗是非药用部位不能入药，应注意。

3. 密蒙花

来源与采制 本品为马钱科植物密蒙花的干燥花蕾，春季花开放时采收，除去杂质，干燥。

主要特征 本品多为花蕾密集的花序小分枝，不规则圆锥形，表面灰黄色或棕黄色，密被绒毛，花蕾呈短棒状，花萼钟状，先端 4 齿裂。质柔软，气微香，味微苦，辛。

鉴别要点 花蕾密集的花序，灰黄色或棕黄色，有茸毛。

验收注意 注意杂质，花梗太长。

4. 金银花

来源与采制 本品为忍冬科植物忍冬的干燥花蕾或带初开的花。夏季花开放前采收，干燥。

主要特征 本品呈棒状上粗下细，略弯曲，长 2～3cm，上部直径约 3mm，下部直径约 1.5mm，表面黄白色或绿白色（储存久颜色渐深），密被短柔毛。偶见叶状苞片，花萼绿色，先端 5 裂，裂片有毛，长约 2mm。开放者花冠筒状，先端二唇形，雄蕊 5，附于筒壁，黄色；雌蕊 1，子房无毛。气清香，味淡，微苦。

鉴别要点 棒状，花饱满，浅绿色密被短绒毛，气清香。

验收注意 不能掺入非药用部位如叶子；颜色发黄的、开花的为劣药。

5. 菊花

来源与采制 本品为菊科植物菊的干燥头状花序，9～11月花盛开时分批采收，阴干或烘干，或熏、蒸后晒干。药材按产地和加工方法不同，分为亳菊、滁菊、贡菊、杭菊。

主要特征 本品呈倒圆锥形或圆筒形，有时稍压扁呈扇形，直径1.5～3cm，离散。总苞碟状，总苞片3～4层，卵形或椭圆形，草质，黄绿色或褐绿色，外面被柔毛，边缘膜质，花托半球形，无托片或托毛。舌状花序数层，雌性，位于外围，类白色，莛直，上举，纵向折缩，散生金黄色腺点，管状花多数，两性，位于中央，为舌状花所隐藏，黄色，顶端5齿裂。瘦果不发育，无冠毛，体轻，质柔润，干时松脆，气清香，味甘、微苦。

验收注意 注意花梗为非药用部位不能入药。注意水分不得大于15%。

硫熏标准 残留物以二氧化硫记，不得超过150ppm。

6. 辛夷

来源与采制 本品为木兰科植物望春花或武当玉兰的干燥花蕾，冬末春初花未开放时采收，除去枝梗，阴干。

主要特征 本品呈长卵形似毛笔头，长1.2～2.5cm，直径0.8～1.5cm。基部常具短梗，长约5mm，梗上有类白色点状皮孔，苞片2～3层，每层2片，两层苞片间有小鳞芽，苞片外表面密闭灰白色或灰绿色茸毛，内表面类棕色无毛，花被片9，棕色，外轮花被片3，条形，约为内两轮长的1/4，呈萼片状，内两轮花被片6，每轮3，轮状排列，雄蕊和雌蕊多数，螺旋状排列，体轻，质脆，气芳香，味辛凉而稍苦。

鉴别要点 似毛笔头，苞片外表面密被灰白色或灰绿色绒毛。

验收注意 注意花梗不能过长。

7. 夏枯草

来源与采制 本品为唇形科植物夏枯草的干燥果穗，夏季果穗呈棕红色时采收，除去杂质晒干。

主要特征 本品呈圆柱形，略扁，长1.25～8cm，直径0.8～1.5cm，淡棕色至棕红色，全穗有数轮至十数轮宿萼与苞片组成，每轮有对生苞片2片，呈扇形，先端尖尾状，脉纹明显，外表面有白毛，每一苞片内有花3朵花，花冠多已脱落，宿萼二唇形，内有小坚果4枚，卵圆形，棕色，尖端有白色突起。体轻。气微，味淡。

鉴别要点 摇晃有哗啦哗啦种子响的声音。

验收注意 注意水分，易发霉。

8. 玫瑰花

来源与采制 本品为蔷薇科植物玫瑰的干燥花蕾，春末夏初花将开放时，分批采摘，及时低温干燥。

主要特征 本品略呈半球形或不规则团状，直径0.7～1.50cm，残留花梗上被细柔毛，花托半球形，与花萼基部合生，萼片5，披针形，黄绿色或棕绿色，被有细柔毛；花瓣多皱缩，展平后宽卵形，呈覆瓦状排列，紫红色有的黄棕色，雄蕊多数，黄褐色，花柱多数，柱头在花托口集成头状，短于雄蕊。体轻，质脆，气芳香浓郁，味微苦涩。

验收注意 注意月季花的区别。

鉴别要点 月季花花托长圆形倒圆锥形，玫瑰花花托半球形。月季花花萼稍翻卷，萼片不被细柔毛，玫瑰花花萼向上包卷，萼片被有细柔毛。月季花香气不甚浓，玫瑰花香气浓郁，揉搓后更甚。

9. 合欢花

来源与采制　本品为豆科植物合欢的干燥花序或花蕾。夏季花开放时择晴天采收或花蕾形成时采收，及时晒干。前者习称"合欢花"，后者习称"合欢米"。

主要特征　本品头状花序，皱缩成团。总花梗长 3～4cm，有时与花序脱离，黄绿色，有纵纹，被稀疏毛绒。花全体密被毛茸，细长而弯曲，长 0.7～1cm，淡黄色或黄褐色，无花梗或几无花梗。花萼筒状，先端有 5 小齿；花冠筒长约为萼筒的 2 倍，先端 5 裂，裂片披针形，雄蕊多数，花丝细长，黄棕色至黄褐色，下部合生，上部分离，伸出花冠筒外。气微香，味淡。

验收注意　注意不要有杂质花梗。

10. 蒲黄

来源与采制　本品为香蒲科植物水烛香蒲、东方香蒲或同属植物的干燥花粉。夏季采收蒲黄棒上部的黄色雄花序，晒干后碾轧，筛取花粉。剪取雄花后，晒干，成为带有雄花的花粉，即为草蒲黄。

主要特征　本品为黄色粉末。体轻，放在水中漂浮水面，手捻有滑腻感，易附着手指上。气微，味淡。

验收注意　能浮在水面上的为正品，不能的为假药。

11. 鸡冠花

来源与采制　本品为苋科植物鸡冠花的干燥花序。秋季花盛开时采收，晒干。

主要特征　本品为不规则的块段。扁平，有的呈鸡冠状。表面红色、紫红色或黄白色。可见黑色扁圆肾形的种子。气微，味淡。

验收注意　注意残留梗不能过长。

12. 红花

来源与采制　本品为菊科植物红花的干燥花，夏季花由黄变红时采摘，阴干或晒干。

主要特征　本品为不带子房的管状花，长 1～2cm，表面红黄色或红色。花冠筒细长，先端 5 裂，裂片呈狭条形，长 5～8mm，雄蕊 5，花药聚合成筒状，黄白色；柱头长圆柱形，顶端微分叉，质柔软。气微香，味微苦。

鉴别要点　气味浓烈，质柔软。

验收注意　如有油脂光泽、手抓发硬者是掺假处理过的，不能使用。注意是否生虫。

13. 枸骨叶

来源与采制　本品为冬青科植物枸骨的干燥叶，秋季采收除去杂质晒干。

主要特征　本品呈类长方形或短网状长方形，偶有长卵网形，长 3～8cm，宽 1.5～4cm。先端具 3 枚较大的硬刺齿，顶端 1 枚常反曲，基部平截或短宽楔形，两侧有时各具刺齿 1～3 枚，边缘稍反卷；长卵圆形叶常无刺齿。上表面黄绿色或绿褐色，有光泽，下表面灰黄色或灰绿色，叶脉羽状，叶柄较短。革质，硬而厚。气微，味微苦。

鉴别要点　先端具 3 枚较大的硬刺齿，革质，硬而厚。

验收注意　先端只有一枚硬刺齿的是伪品，不能入药。

14. 石韦

来源与采制　本品为水龙骨科植物庐山石韦、石韦或有柄石韦的干燥叶，全年均可采收，除去根茎和根，晒干或阴干。

主要特征　本品呈丝条状。上表面黄绿色或灰褐色，下表面密生红棕色星状毛。孢子囊群着生侧脉间或下表面布满孢子囊群。叶全缘，叶片革质，气微，微苦涩。

鉴别要点　有的下面密生红棕色星状毛，有的侧脉间布满圆点状的孢子囊群。

验收注意　注意干燥防霉。

15. 大青叶

来源与采制　本品为十字花科植物菘蓝的干燥叶。夏秋二季分2～3次采收，除去杂质，阴干。

主要特征　本品为不规则的碎段。叶片暗灰绿色，叶上表面有的可见，色较深稍突起的小点；叶柄碎片淡棕黄色。气微，味微酸，苦、涩。

鉴别要点　上表面暗灰绿色，有的可见色较深突起的小点。

验收注意　注意干燥防止发霉。注意不要陈货。

16. 桑叶

来源与采制　本品为桑科植物桑的干燥叶，初霜后采收，除去杂质晒干。

主要特征　本品多皱缩、破碎。完整者有叶柄，叶片展平后呈卵形，或宽卵形，长8～15cm，宽7～13cm。先端渐尖，基部截形、圆形或心形。边缘有锯齿或钝锯齿，有的有不规则分裂。表面黄绿色或浅黄棕色，有的有小疣状突起，疣状突起，下表面颜色稍浅，叶脉突出，小脉网状，脉上被梳毛，脉基具簇毛。质脆。气微，味淡，微苦涩。

验收注意　除去杂质，叶柄。注意采收季节颜色绿的为霜降前采收的。

（六）果实种子类

1. 枳实

来源与采制　本品为芸香科植物酸橙及其变种或甜橙的干燥幼果。5～6月收集自落的果实，除去杂质，自中部横切为两半，晒干或低温干燥，较小者直接晒干或低温干燥。

主要特征　本品呈不规则弧条形或圆形薄片。切面外果皮黑绿色至暗棕绿色，中果皮部分黄白色至黄棕色，近外缘有1～2列点状油室，条片内侧或圆片中央具棕褐色，瓤囊。气清香，味苦、微酸。

鉴别要点　切面中果皮略隆起。

验收注意　切面中果皮不隆起的是假药。

2. 酸枣仁（炒）

来源与采制　本品为鼠李科植物酸枣的干燥成熟种子。秋末冬初采收成熟果实，除去果肉和核壳，收集种子，晒干。

主要特征　本品形如酸枣仁。表面微鼓起，微具焦斑。略有焦香气，味淡。

鉴别要点　有的一面较平坦，有1条隆纵线纹，另一面稍突起。

验收注意　理枣仁，呈扁圆形，表面棕黄色，平滑有光泽。一面平坦，无纵线纹为伪品。

3. 乌梅

来源与采制　本品为蔷薇科植物梅的干燥近成熟果实。夏季果实近成熟时采收，低温烘干后焖至色变黑。

主要特征 本品呈类球形或扁球形，直径 1.5 ~ 3cm，表面乌黑色或棕黑色，皱缩不平，果核坚硬，椭圆形，棕黄色，表面有凹点。气微，味极酸。

鉴别要点 果核表面有凹点、味极酸。

验收注意 注意杏、桃等为伪品。

4. 砂仁

来源与采制 本品为姜科植物阳春砂、绿壳砂或海南砂的干燥成熟果实。夏秋二季果实成熟时采收，晒干或低温干燥。

主要特征 阳春砂、绿壳砂：椭圆形或卵圆形，有不明显的三棱，表面棕褐色，密生刺状突起，基部常有果梗。果皮薄而软。种子集结成团，具钝三棱，中有白色隔膜，将种子团分成 3 瓣，种子为不规则多面体。气芳香而浓烈，味辛凉、微苦。海南砂：呈长椭圆形或卵圆形，有明显的三棱，表面被片状、分枝的软刺，基部具果梗痕。果皮厚而硬，种子团较小。气味稍淡。

鉴别要点 果皮密生柔刺、易撕开、口尝先辛后凉。

验收注意 伪品砂仁种子团的形状通常呈类球形、长卵形，气味较淡甚至有其他气味。种子团发粘，味儿甜是糖水处理过的，不能入药。

5. 蔓荆子（炒）

来源与采制 本品为马鞭草科植物单叶蔓荆或蔓荆的干燥成熟果实。秋季果实成熟时采收，除去杂质，晒干。

主要特征 本品呈球形，直径 4 ~ 6mm。表面黑色或黑褐色，基部有的可见残留宿萼和短果梗，萼长为果实的 1/3 ~ 2/3，5 齿裂，其中 2 裂较深，气特异而芳香，味淡，微辛。

鉴别要点 萼长为果实的 1/3 ~ 2/3，5 齿裂，其中 2 裂较深，密被茸毛。

验收注意 果实直径小于 3mm，质脆易碎者是伪品。

6. 木瓜

来源与采制 本品为蔷薇科植物贴梗海棠的干燥近成熟果实。夏秋二季果实黄绿时采收，置沸水中烫至外皮灰白色，对半纵剖，晒干。

主要特征 本品呈类月牙形薄片。外表紫红色或棕红色，有不规则的深皱纹，切面棕红色。气微清香，味酸。

鉴别要点 外表面紫红色或红棕色有不规则的深皱纹，剖面边缘向内卷曲，果肉红棕色中心部位凹陷，棕黄色。

验收注意 易生虫，应注意。

7. 槟榔

来源与采制 本片为棕榈科植物槟榔的干燥成熟种子，春末至秋初，采收成熟果实，用水煮后，干燥，除去果皮，干燥。

主要特征 本品呈类圆形的薄片，切面可见棕色种皮与白色胚乳相间的大理石样花纹。气微，味涩、微苦。

鉴别要点 断面可见棕色种皮与白色胚乳相间的大理石样花纹。

验收注意 注意果皮要去尽。

8. 瓜蒌

来源与采制 本品为葫芦科植物栝楼或双边栝楼的干燥成熟果实，秋季果实成熟时，连果梗剪下，置通风处阴干。

主要特征　本品呈不规则的丝或块状。外表面橙红色或橙黄色，皱缩或较光滑；内表面黄白色，有红黄色丝络，果瓤橙黄色，与多数种子黏结成团。具焦糖气，味微酸、甜。

鉴别要点　表面橙红色或橙黄色，种子饱满，灰白色。

验收注意　表面浅黄色，种子干瘪的是未成熟的果实，为劣品。不得有瓜蒌的"果梗"等非药用部位。夏天容易生虫。

9. 佛手

来源与采制　本品为芸香科植物佛手的干燥果实。秋季果实尚未变黄或变黄时采收，纵切成薄片，晒干或低温干燥。

主要特征　本品为类椭圆形或卵圆形的薄片，长皱缩或卷曲，长6～10cm，宽3～7cm，厚0.2～0.4cm，顶端稍宽，常有3～5个手指状的裂瓣，基部略窄，有的可见果梗痕。外皮黄绿色或橙黄色，有皱纹和油点，果肉浅黄白色，散有凹凸不平的线状或点状维管束。质硬而脆，受潮后柔软，气香，味微甜后苦。

鉴别要点　长有3～5个手指状的裂瓣，外表皮黄绿色或橙黄色，有皱纹和油点，果肉浅黄白色，散有凹凸不平的线状点或点状维管束。

验收注意　颜色外皮黄绿或橙黄色，不得陈旧。饮片大小要适中，长6cm以上，宽3cm以上。易生虫。

10. 预知子

来源与采制　本品为木通科植物木通、三叶木通或白木通的干燥近成熟果实，夏秋二季果实黄绿时采收，晒干，或置沸水中略烫后晒干。

主要特征　本品为类圆形片，不平，直径1.5～3.5cm。表面黄棕色或黑褐色，为不规则的深皱纹；果瓤淡黄色或黄棕色；种子多数，扁长卵形，黄棕色或紫褐色，具光泽，有条状纹理，气微香，味苦。

鉴别要点　表面黄棕色或黑褐色，果瓤淡黄色或黄棕色，种子多数。

验收注意　饮片直径不得小于1.5cm。观察种子是否有光泽。容易生虫。果瓤不完整，表明已经生虫，应注意。

11. 木蝴蝶

来源与采制　本品为紫葳科植物木蝴蝶的干燥成熟种子，秋冬二季，采收成熟果实，暴晒至果实开裂，取出种子，晒干。

主要特征　本品为蝶形薄片，除基部外三面延长，宽带菲薄的翅，长5～8cm，宽3.5～4.5cm。表面浅黄白色，翅半透明，有绢丝样光泽，上有放射状纹理，边缘多破裂。体轻，剥取种皮，可见一层薄膜状的胚乳紧裹于子叶之外。子叶2，蝶形，黄绿色或黄色，长径1～1.5cm。气微，味微苦。

鉴别要点　蝶形薄片，表面浅黄白色，翅半透明，有绢丝样光泽。

验收注意　颜色变深，不能入药。

12. 薏苡仁

来源与采制　本品为禾本科植物薏苡的干燥成熟种仁。秋季果实成熟时采割植株，晒干，打下果实，再晒干，除去外壳，黄褐色种皮和杂质，收集种仁。

主要特征　本品呈宽卵型或长椭圆形，长4～8mm，宽3～6mm。表面乳白色，光滑，偶有残存的黄褐色种皮，一端钝圆，另一端较宽而微凹，有 1 淡棕色点状种脐；背面圆凸，腹面有 1 条较宽而深的纵沟。质坚实，断面白色，粉性。气微，味微甜。

　　鉴别要点　表面乳白色、半透明、光滑圆凸，腹面有一条较宽而深的纵沟，青色透明的为上品。

　　验收注意　切忌硫黄熏蒸。注意色白，不透明的为硫黄熏蒸过的。

　　硫熏标准　残留物以二氧化硫计，不得超过 400ppm。夏天容易生虫。

13. 王不留行（炒）

　　来源与采制　本品为石竹科植物麦蓝菜的干燥成熟种子。夏季果实成熟、果皮尚未开裂时采割植株，晒干，打下种子，除去杂质，再晒干。

　　主要特征　本品呈类球形爆花状，表面白色，质松脆。

　　鉴别要点　要达到几乎全爆花。

　　验收注意　注意不要炒焦。

14. 香橼

　　来源与采制　本品为芸香科植物枸橼或香圆的干燥成熟果实。秋季果实成熟时采收，趁鲜切片，晒干或低温干燥。香圆亦可整个或对剖两半后，晒干或低温干燥。

　　主要特征　本品呈圆形或长圆形片，直径 4 ～ 10cm，厚 0.2 ～ 0.5cm。横切片，外果皮黄色或黄绿色，边缘呈波状，散有凹入的油点，中果皮厚 1 ～ 3cm，黄白色，有不规则的网状突起的维管束，瓤囊 10 ～ 17 室。纵切片中心柱较粗壮。质柔韧，清香，味微甜而苦辛。

　　鉴别要点　外果皮黄色或黄绿色，中果皮厚 1 ～ 3cm，黄白色，瓤囊 10 ～ 17 室，边缘呈波状。

　　验收注意　易生虫应注意。

15. 郁李仁

　　来源与采制　本品为蔷薇科植物欧李、玉李或长柄扁桃的干燥成熟种子。前两种习称"小李仁"，后一种习称"大李仁"。夏秋二季采收成熟果实，除去果肉和核壳，取出种子，干燥。

　　主要特征　本品呈卵形，长 6 ～ 10mm，直径 5 ～ 7mm。表面黄棕色。一端尖，另端钝圆。尖端一侧有线性种脐，圆端中央有深色合点，自合点处向上具有多条纵向维管束脉纹。种皮薄，子叶 2，乳白色，富油性，气微，味微苦。

　　验收注意　易生虫应注意。

16. 连翘

　　来源与采制　本品为木犀科植物连翘的干燥果实。秋季果实初熟时尚带绿色时采收，除去杂质，蒸熟，晒干，习称"青翘"；果实熟透时采收，晒干，除去杂质，习称"老翘"。

　　主要特征　本品呈长卵形至卵形，稍扁，长 1.5 ～ 2.5cm，直径 0.5 ～ 1.3cm。表面有不规则的纵皱纹和多数凸起的小斑点，两面各有一条明显的纵沟，顶端锐尖，基部有小果梗或已脱落。青翘多不开裂，表面绿褐色，凸起的灰白色小斑点较少；质地硬，种子多数，黄绿色，细长，一侧有翅。老翘自顶端开裂或裂开两瓣，表面黄棕色或红棕色，内表面多为浅黄棕色，平滑，具一纵隔，质地脆，种子棕色，多已脱落，气微香，味苦。

　　鉴别要点　青翘老翘均可入药，味苦，手捻珠子有黏滑感觉。

　　验收注意　果梗为非药用部位，不能入药。手捻种子无黏滑感觉，无气味的为被提取过的，不能入药。

17. 麦芽（生、炒）

来源与采制 本片为禾本科植物大麦的成熟果实，经过发芽干燥的炮制加工品。将麦粒用水浸泡后，保持适宜的温湿度，待幼芽长至约 5mm 时，晒干或低温干燥。

主要特征 生麦芽呈梭形长 8～12mm，直径 3～4mm。表面淡黄色。背面为外稃包围，具 5 脉，腹面为内稃包围。除去内外稃后，腹面有 1 纵沟，基部胚根处生出幼芽和须根。幼芽长披针形条形，长约 5mm。须根数条，纤细而弯曲。质地硬，断面白色，粉性。气微，味微甘。

鉴别要点 炒麦芽形如麦芽，表面棕黄色，偶有焦斑。味微苦。

验收注意 炒过后一定要过筛，不能带有黑末。

18. 莲子心

来源与采制 本品为睡莲科植物莲的成熟种子的干燥幼叶及胚根。取出，晒干。

主要特征 本品略呈细圆柱状，长 1～1.4cm，直径约 0.2cm。幼叶绿色，一长一短，卷成箭形，先端向下反折，两幼叶间可见细小胚芽。胚根圆柱形，长约 3mm，黄白色。质地脆，易折断，断面有数个小孔，气微味苦。

鉴别要点 幼叶绿色，一长一短，卷成箭形，先端向下反折，味苦。

验收注意 容易生虫，色泽绿的青翠，黄的鲜亮。

19. 紫苏子（炒）

来源与采制 本品为唇形科植物紫苏的干燥成熟果实。秋季果实成熟时采收，除去杂质，晒干。

主要特征 本品呈卵圆形或类球形，直径约 1.5mm。表面灰棕色或灰褐色，有细裂口，有微隆起的暗紫色网纹，基部稍尖，有灰白色点状果梗痕。果皮薄而脆，易压碎，种子黄白色，种皮膜质，子叶 2，类白色，有油性。有焦香气，味微辛。

鉴别要点 表面灰棕色或灰褐色，放大镜观察有微隆起的暗紫色网纹。

验收注意 1cm 的空间可摆放 7 粒种子，容易生虫。

20. 胖大海

来源与采制 本品为梧桐科植物胖大海的干燥成熟种子。

主要特征 本品呈纺锤形或椭圆形，长 2～3cm，宽 1～1.5cm，先端钝圆，基部略尖而歪，具浅色的圆形种脐，表面棕色或暗棕色，微有光泽，具不规则的干缩皱纹。外层种皮极薄，质地脆，容易脱落。中层果皮较厚，黑褐色，质松易碎，遇水膨胀呈海绵状。断面可见散在的树脂状小点，气微，味淡，嚼之有黏性。

鉴别要点 嚼之有黏性，遇水膨胀，摇动无声音。

验收注意 种皮内部易生虫，应注意。表皮发绿的是未成熟的种子，为劣品。

21. 山茱萸（酒）

来源与采制 本品为山茱萸科植物山茱萸的干燥成熟果肉。秋末冬初果皮变红时采收果实，用文火烘烤或置沸水中，略烫后，及时除去果核，干燥。

主要特征 本品呈不规则的片状或囊状，长 1～1.5cm，宽 0.5～1cm，表面紫黑色或黑色，质滋润柔软，微有酒香气，胃酸。

验收注意 不能带有果核、杂质。

22. 牛蒡子（炒）

来源与采制 本品为菊科植物牛蒡的干燥成熟果实。秋季果实成熟时采收果序，晒干，打下果实，除去杂质，再晒干。

主要特征　本品呈长倒卵形，略扁，微弯曲，长 5～7mm，宽 2～3mm，带紫黑色斑点，有数条纵棱，通常中间 1～2 条较明显。顶端钝圆，稍宽，顶面有圆环，中间具点状花柱残迹，基部略宽，着生面较淡。果皮较硬，子叶 2，淡黄白色，富油性。气微，味苦厚微辛而稍麻舌。

验收注意　无紫黑斑点与纵棱的为伪品。

23. 苦杏仁（炒）

来源与采制　本品为蔷薇科植物山杏、西伯利亚杏、东北杏或杏的干燥成熟种子。夏季采收成熟果实，除去果肉和核壳，取出种子晒干。

主要特征　本品呈扁心形，一端尖，另端钝圆，肥厚，左右不对称，富有油性，表面黄色至棕黄色，微带焦斑，有香气，味苦。

验收注意　新疆杏仁为伪品。

24. 栀子

来源与采制　本品为茜草科植物栀子的干燥成熟果实，9～11 月果实成熟呈红黄色时采收，除去果梗和杂质，蒸至上汽或置沸水中略烫，取出，干燥。

主要特征　本品呈不规则的碎块。果皮表面红黄色或棕红色，有的可见翅状纵棱，种子多数，扁卵圆形，深红色或红黄色。气微，味微酸而苦。

验收注意　不能带有果梗等杂质。

25. 山楂（生、炒）

来源与采制　本品为蔷薇科植物山里红或山楂的干燥成熟果实，秋季果实成熟时采收，切片儿，干燥。

主要特征　生山楂为圆形片，皱缩不平，直径 1～2.5cm，厚 0.2～0.4cm，外皮红色，具皱纹，有灰白色小斑点，果肉深黄色至浅棕色，中部横切片具有 5 粒浅黄色果核，但果核多脱落而中空，有的片上可见短而细的果梗或花萼残迹。气微清香，味酸，微甜。炒山楂：果肉黄褐色，偶见焦斑，气清香，味酸，微甜。

验收注意　容易生虫，应注意。

26. 花椒

来源与采制　本品为芸香科植物青椒或花椒的干燥成熟果皮。秋季采收成熟果实，晒干，除去种子和杂质。

主要特征　多为 2～3 个上部离生的小蓇葖果，集中生于小果梗上，蓇葖果球形，沿着腹缝线开裂，直径 3～4mm。外表面绿色或暗绿色，散有多数油点和细密的网状隆起皱纹；内表面类白色，光滑。内果皮常由基部和外果皮分离。残存种子呈卵形，长 3～4mm，直径 2～3mm，表面黑色有光泽，气香，味甜而辛。

验收注意　除去椒目、果柄等杂质。

27. 草豆蔻

来源与采制　本品为姜科植物草豆蔻的干燥近成熟种子。夏秋二季采收，晒至九成干，或用水略烫，晒至半干，除去果皮，取出种子团，晒干。

主要特征　本品为类球形的种子团，直径 1.5～2.7cm。表面灰褐色，中间有黄白色的隔膜，将种子团分成三瓣，每瓣有种子多数，粘连紧密，种子团略光滑，种子为卵圆状多面体，长 3～5mm，直径约 3mm，外被淡棕色膜质假种皮，质硬，将种子沿种脊纵剖两半儿，纵断面呈斜心形，种皮沿种脊向内深入部分，占整个表面积的二分之一，胚乳灰白色。味辛，微苦。

鉴别要点　种脊为一条纵沟。

验收注意　注意有无杂质及发霉。

28. 益智

来源与采制　本品为姜科植物益智的干燥成熟果实。夏秋间果实由绿变红时采收，晒干或低温干燥。

主要特征　本品呈椭圆形，两端略尖，长 1.2～2cm，直径 1～1.3cm。表面棕色或灰棕色，有纵向凹凸不平的凸起棱线 13～20 条，顶端有花被残基，基部常残存果梗，果皮薄而稍韧，与种子紧贴，种子集结成团，中有隔膜将种子团分成 3 瓣，每瓣有种子 6～11 粒。种子成不规则的扁圆形，略有钝棱，直径约 3mm，表面灰褐色或灰黄色，外披淡棕色膜质的假种皮，质硬，胚乳白色，有特异的香气，味辛，微苦。

鉴别要点　种子团分成 3 瓣，种子呈不规则的扁圆形，略有钝棱。果皮薄而稍韧，与种子紧贴。

验收注意　注意直径小于 1cm 的不要入药。

29. 肉豆蔻（煨）

来源与采制　本品为肉豆蔻科植物肉豆蔻的干燥种仁。

主要特征　本品呈卵圆形或椭圆形，长 2～3cm，直径 1.5～2.5cm。表面为棕褐色，有时外被白粉（石灰粉末）。全体有浅色纵行沟纹和不规则网状沟纹，有裂隙。种脐位于宽端，呈浅色圆形突起，合点呈暗凹陷。种脊呈纵沟状，连接两端。质坚，断面显棕黄色相杂的大理石花纹，宽端可见干燥皱缩的胚，富油性，气香，味辛。

鉴别要点　种子断面有棕黄色相杂的大理石花纹。

验收注意　注意看有没有发霉。

30. 小茴香（炒）

来源与采制　本品为伞形科植物茴香的干燥成熟果实，秋季果实初熟时采割植株，晒干，打下果实，除去杂质。

主要特征　本品为双悬果，呈圆柱形，有的稍弯曲，长 4～8mm，直径 1.5～2.5mm。表面黄绿色，微鼓起，偶有焦斑。两端略尖，顶端系留有黄棕色突起的柱基，基部有时有细小的果梗。分果呈长椭圆形，背面有纵棱 5 条，接合面平坦而较宽。横切面略呈五边形，背面的四边约等长。有特异香气，味微甜、辛。

鉴别要点　双悬果，黄绿色或淡黄色，背面有五条纵棱。

验收注意　有特异香气。注意气味淡颜色不新鲜的不可入药。

31. 草果

来源与采制　本品为姜科植物草果的干燥成熟果实，秋季果实成熟时采收，除去杂质，晒干或低温干燥。

主要特征　本品呈长椭圆形，具三钝棱，长 2～4cm，直径 1～2.5cm。表面灰棕色至红棕色，具纵沟及棱线，顶端有圆形突起柱基，基部有果梗或果梗痕，果皮质地坚韧，易纵向撕裂。剥去外皮，中间有黄棕色隔膜，将种子团分为三瓣，每瓣种子 8～11 粒，种子呈圆锥状多面体，直径约 5mm，表面红棕色，外被灰白色膜质的假种皮，种脊为一条纵沟，尖端有凹状的种脐，质硬，胚乳灰白色，有特异香气，味辛、微苦。

验收注意　种子呈圆锥形多面体。

32. 柏子仁

来源与采制　本品为柏科植物侧柏的干燥成熟种仁。秋冬二季采收成熟的种子，晒干，除去种皮，收集种仁。

主要特征　本品呈长卵形或长椭圆形，长 4 ～ 7mm，直径 1.5 ～ 3mm。表面黄白色或淡黄棕色，外包膜质内种皮，顶端略尖，有深褐色的小点，基部钝圆，质软，富油性，气微香，味淡。

验收注意　注意容易生虫。

33. 吴茱萸（制）

来源与采制　本品为芸香科植物吴茱萸、石虎或疏毛吴茱萸的干燥近成熟果实，8 ～ 12 月果实尚未开裂时，剪下果枝，晒干或低温干燥，除去枝、叶、果梗等杂质。

主要特征　本品呈球形或略呈五角状扁球形，直径 2 ～ 5mm。表面棕褐色至暗褐色，粗糙，有多处点状突起或凹下的油点，顶端有五角星状的裂隙，基部残留被有黄色茸毛的果梗。质硬而脆，横切面可见子房 5 室，每室有淡黄色种子 1 粒。气芳香浓郁，味辛辣而苦。

验收注意　直径 2 ～ 5mm。顶端有五角星状的裂隙。

34. 枳壳（炒）

来源与采制　本品为芸香科植物酸橙及其栽培变种的干燥未成熟果实。7 月果皮尚绿时采收，自中部横切为两半，晒干或低温干燥。

主要特征　本品呈半球形，直径 3 ～ 5cm。外果皮棕褐色至褐色，有颗粒状突起，突起的顶端有凹点状油室，有明显的花柱残基或果梗痕。中果皮色较深，偶有焦斑，光滑而稍隆起，厚 0.4 ～ 1.3cm，近外缘有 1 ～ 2 列点状油室，内侧有的有少量紫褐色瓤囊，气清香，味苦，微酸。

鉴别要点　中果皮厚 0.4 ～ 1.3cm，过薄过厚均为伪品。

验收注意　注意要筛去碎落的瓤核。

35. 决明子（炒）

来源与采制　本品为豆科植物决明或小决明的干燥成熟种子。秋季采收成熟果实，晒干，打下种子，除去杂质。

主要特征　本品略呈菱方形或短圆柱形，两端平行倾斜，长 3 ～ 7mm，宽 2 ～ 4mm。微微鼓起，表面绿褐色或暗棕色，偶尔可见焦斑。种皮薄，子叶 2，黄色呈 "S" 形折曲并重叠。质坚硬。微有香气。

验收注意　除去杂质。

36. 覆盆子

来源与采制　本品为蔷薇科植物华东覆盆子的干燥果实，夏初果实由绿变黄时采收，除去梗、叶，置沸水中略烫或略蒸，取出，干燥。

主要特征　本品为聚合果，由多数小核果聚合而成，呈圆锥形或扁圆锥形，高 0.6 ～ 1.3cm，直径 0.5 ～ 1.2cm。表面黄绿色或淡棕色，顶端钝圆，基部中心凹入。宿萼棕褐色，下具果梗痕，小果易剥落，每个小果呈半月形，背面密被灰白色茸毛，两侧有明显的网纹，腹部有凸起的棱线。体轻，质硬，气微，味微酸涩。

验收注意　应去净梗、叶等杂质。

37. 冬瓜皮

来源与采制　本品为葫芦科植物冬瓜的干燥外层果皮，食用冬瓜时，洗净，削取外层果皮，晒干。

主要特征　本品为不规则的碎块，常向内卷曲，大小不一，外表面灰绿色或黄白色，被有白霜，有的较光滑不被白霜，内表面较粗糙，有的可见筋脉状维管束。体轻，质脆。气微，味淡。

鉴别要点　灰绿色或黄白色，色鲜艳。

验收注意　注意容易发霉。

38. 川楝子（炒）

来源与采制　本品为楝科植物川楝的干燥成熟果实，冬季果实成熟时采收，除去杂质，干燥。

主要特征　本品呈半球形，厚片或不规则的碎块，表面焦黄色，偶见焦斑，少数凹陷或皱缩，具深棕色小点，顶端有花柱残痕，基部凹陷，有果梗痕，外果皮革质，与果肉间常有空隙。果肉松软，淡黄色，遇水润湿显黏性。果核球形或卵圆形，质坚硬，两端平截，有 6～8 条纵棱。内分 6～8 室，每室含黑棕色长圆形的种子 1 粒，气焦香，味酸，苦。

验收注意　除去杂质，用时捣碎。

39. 五味子（醋制）

来源与采制　本品为木兰科植物五味子的干燥成熟果实，习称北五味子。秋季果实成熟时采摘，晒干或蒸后晒干，除去果梗和杂质。

主要特征　本品呈不规则的球形或扁球形，直径 5～8mm，表面乌黑色，油润，稍有光泽，果肉柔软，种子 1～2 粒，肾形，表面棕黄色有光泽，种皮薄而脆，果肉气微，味酸，有醋香气。

验收注意　注意与南五味子的区别。南五味子：直径 4～6mm，略小于五味子，表面棕红色至暗棕色，干瘪，皱缩，果肉常紧贴于种子上，果肉气微，味微酸。

40. 女贞子（酒）

来源与采制　本品为木犀科植物女贞的干燥成熟果实，冬季果实成熟时采收，除去枝叶，稍蒸或置沸水中略烫后，干燥或直接干燥。

主要特征　本品呈卵形、椭圆形或肾形。长 6～8.5mm，直径 3.5～5.5mm，表面黑褐色或灰黑色，皱缩不平，基部有果梗痕或具有宿萼及短梗，外果皮薄，中果皮较松软，易剥离，内果皮木质，黄棕色，具纵棱，破开后种子通常为 1 粒，肾形，紫黑色，油性，常附有白色粉霜，微有酒香气。

验收注意　不能带有枝叶等杂质。

41. 枸杞子

来源与采制　本品为茄科植物宁夏枸杞的干燥成熟果实，夏秋二季果实呈红色时采收，热风烘干，除去果梗或晾至皮皱缩后晒干，除去果梗。

主要特征　本品呈类纺锤形或椭圆形，长 6～20mm，直径 3～10mm，表面红色或暗红色，顶端有凸起状的花柱痕，基部有白色的果梗痕，果皮柔韧，皱缩，果肉肉质，柔润，种子 20～50 粒，类肾形，扁而翘，长 1.5～1.9mm，宽 1～1.7mm，表面浅黄色或棕黄色，气微，味甜。

验收注意　应置阴凉干燥处，防焖热，防潮防蛀，保存不当时间久了会粘黏变质，味甜，不应有酸味儿。

42. 蒺藜（炒）

来源与采制　本品为蒺藜科植物蒺藜的干燥成熟果实，秋季果实成熟时，采割植株，晒干，打下果实，除去杂质。

主要特征　本品为单一的分果瓣，分果瓣呈斧状，长 3～6mm，背部棕黄色，隆起，有纵棱，两侧面粗糙，有网纹，气微香，味苦，辛。

鉴别要点　有对称长刺、短刺各一对。

验收注意　果柄不要带的太多。

43. 豆蔻

来源与采制　本品为姜科植物白豆蔻或爪哇白豆蔻的干燥成熟果实，按产地不同分为原豆蔻和印尼白蔻。

主要特征　原豆蔻呈类球形，直径 1.2～1.8cm，表面黄白色至淡黄棕色，有三条较深的纵向槽纹，顶端有凸起的柱基，基部有凹下的果柄痕。两端均具浅棕色绒毛，果皮体轻，质脆，易纵向裂开，内分三室，每室含种子约十粒，种子呈不规则多面体，背面略隆起，直径 3～4mm，表面暗棕色，有皱纹，并备有残留的假种皮，气芳香，味辛凉，略似樟脑。印尼白豆蔻：个略小，表面黄白色，有的微显紫棕色，果皮较薄，种子瘦瘪，气味较弱。

鉴别要点　味辛凉。

验收注意　直径不得小于 1.2cm。

44. 菟丝子

来源与采制　本品为旋花科植物南方菟丝子或菟丝子的干燥成熟种子。秋季果实成熟时，采收植株，晒干，打下种子，除去杂质。

主要特征　本品呈类球形，直径 1～2mm，表面灰棕色至棕褐色，粗糙，种脐线形或扁圆形，质坚实，不易以指甲压碎，气微，味淡。

鉴别要点　开水泡，有吐丝现象或黏滑感。

验收注意　表面淡褐色或灰黄色，略粗糙，在放大镜下观察，可见表面有密细小点。

45. 蛇床子

来源与采制　本品为伞形科植物蛇床子干燥成，夏秋二季，果实成熟时采，除去杂质，晒干。

主要特征　本品为双悬果，呈椭圆形，长 2～4mm，直径约 2mm，表面灰黄色或灰褐色，顶端有两枚向外弯曲的柱基，基部偶有细梗，分果的背面有薄而突起的纵棱五条，接合面平坦，有两条棕色略凸起的纵棱线。果皮松脆，揉搓容易脱落，种子细小，灰棕色，显油性，气香，味辛凉，有麻舌感。

验收注意　直径不能小于 2mm。

46. 地肤子

来源与采制　本品为藜科植物地肤的干燥成熟果实，秋季果实成熟时采收植株，晒干，打下果实，除去杂质。

主要特征　本品呈扁球状五角星形，直径 1～3mm，外被宿存花被，表面灰绿色或浅棕色，周围具膜质小翅 5 枚，背面中心有微突起的点状果梗痕，或放射状脉纹五到十条，剥离花被，可见膜质果皮，半透明，种子扁卵形，长约 1mm，黑色，气微，味微苦。

验收注意　不呈五角星形的为未成熟的，以饱满，色灰绿者为佳。

47. 莱菔子（炒）

来源与采制　本品为十字花科植物萝卜的干燥成熟种子，夏季果实成熟时采割植株，晒干，搓出种子，除去杂质，再晒干。

主要特征　本品呈类卵圆形或椭圆形，稍扁，长 2.5 ～ 4mm，宽 2 ～ 3mm，表面微鼓起，黄棕色、红棕色，或灰棕色，一端有深棕色圆形种脐，一侧有数条纵沟，种皮薄而脆，子叶 2，黄白色，有油性，质酥脆，气微香，微苦辛。

鉴别要点　压碎有特殊气味。

验收注意　以粒大、饱满、坚实，表面红棕色，无杂质者为佳。

48. 芡实

来源与采制　本品为睡莲科植物芡的干燥成熟种仁，秋末冬初采收成熟果实，除去果皮，取出种子，洗净，再除去硬壳（外种皮）晒干。

主要特征　本品呈类球形，多为破粒，完整者直径 5 ～ 8mm，表面有棕红色内种皮，一端黄白色，约占全体三分之一，有凹点状的种脐痕，除去内种皮显白色，质较硬，断面白色，粉性，气微，味淡。

鉴别要点　内种皮棕红色，一端黄白色，占全体三分之一。

验收注意　硬壳（外种皮）要除净。

49. 石榴皮

来源与采制　本品为石榴科植物石榴的干燥果皮，秋季果实成熟后收集果皮，晒干。

主要特征　本品呈不规则的长条状或不规则的块状，外表面红棕色、棕黄色或暗棕色，略有光泽，有多数疣状突起，有时可见筒状宿萼及果梗痕，内表面黄色或红棕色，有种子脱落后的小凹坑及隔瓤残迹，切面黄色或鲜黄色，略显颗粒状，气微，味苦涩。

验收注意　易生虫，去净果肉。

50. 青皮

来源与采制　本品为芸香科植物橘及其栽培变种的干燥幼果或未成熟果实的果皮，五到六月收集自落的幼果，晒干，习称个青皮。七到八月采收未成熟的果实，在果皮上，纵剖成四半至基部，除尽瓤瓣，晒干，习称四花青皮。

主要特征　本品呈类圆形厚片或不规则丝状，表面灰绿色或黑绿色，密生多数油室，切面黄白色或淡黄棕色。有时可见瓤囊八至十瓣，淡棕色，气香，味苦，辛。

验收注意　注意与枳实的区别。枳实切面中果皮厚且略隆起；青皮中果皮薄，不隆起。

51. 金樱子

来源与采制　本品为蔷薇科植物金樱子的干燥成熟果实，十到十一月果实成熟变红时采收，干燥，去除毛刺。

主要特征　本品呈倒卵形，纵剖瓣，表面红黄色或红棕色，有突起的棕色小点，顶端有花萼残基，下部渐尖，花托壁厚 1 ～ 2mm，内面淡黄色，残存淡黄色绒毛，气微，味甘，微涩。

鉴别要点　倒卵形纵剖瓣，有突起的棕色小点，下部渐尖，无果核。

验收注意　果核要去除干净。

（七）动　物　类

1. 地龙

来源与采制　本品为钜蚓科动物参环毛蚓，通俗称环毛蚓、威廉环毛蚓或节盲环毛蚓的干燥体，前一种习称广地龙，后三种习称沪地龙。广地龙春季至秋季捕捉，沪地龙夏季捕捉，及时剖开腹面，除去内脏和泥沙，洗净，晒干或低温干燥。

鉴别要点　广地龙呈长条薄片，弯曲，边缘略卷，长 15～20cm，宽 1～2cm。全体具环节，背部棕褐色至紫灰色，腹部浅黄棕色；第 14～16 环节为生殖带，习称白颈，较光亮。体前段稍尖，尾端钝圆，刚毛圈粗糙而硬，色稍浅。体轻，略呈革质，不易折断。气腥，味微咸。沪地龙长 8～15cm，宽 0.5～1.5cm，全体具有环节，背部棕褐色至黄褐色，腹部浅黄棕色，第 14～16 环节为生殖带，较光亮，第 18 环节有一对生殖孔，通俗环毛蚓的雄交配腔，能全部翻出，呈花菜状或阴茎状；威廉环毛蚓的雄交配腔孔呈纵向裂纹裂缝状，节盲环毛蚓的雄生殖孔内侧有 1 或多个小乳突，受精囊 3 对，在 6/7 或 8/9 环节间。

验收注意　注意内脏和泥沙一定要除净，长宽要达标。

2. 蝉蜕

来源与采制　本品为蝉科昆虫黑蚱的若虫羽化时脱落的皮壳，夏秋二季收集，除去泥沙晒干。

主要特征　本品略呈椭圆形而弯曲，长约 3.5cm，宽约 2cm，表面黄棕色，半透明有光泽，头部有丝状触角一对，多已脱落，复眼突出，额部先端突出，口吻发达，上唇宽短，下唇伸长成管状，胸部背面呈十字形形裂开，裂口向内卷曲，脊背两旁具小翅 2 对，腹面有足 3 对，被黄棕色细毛。腹部钝圆，共 9 节。体轻，中空，易碎。气微，味淡。

鉴别要点　长约 3.5cm，宽约 2cm。表面黄棕色，半透明，有光泽。

验收注意　伪劣品，体型较小，长 1.5～2cm，宽 0.8～1.2cm，注意杂质，泥土太多，验货时验收人员要手提包装袋，两侧来回晃，然后看袋下面泥土多少。

3. 僵蚕（麸炒）

来源与采制　本品为蚕蛾科昆虫家蚕 4～5 龄的幼虫感染或人工接种白僵菌而致死的干燥体，多于春秋季生产，将感染白僵菌病死的蚕干燥。

主要特征　本品略呈圆柱形，多弯曲皱缩，长 2～5cm，直径 0.5～0.7cm，表面灰黄色，背有白色，粉霜状的气生菌丝和分生孢子，头部较圆，足 8 对，体节明显，尾部略呈二分歧状，质硬而脆，易折断，断面平坦，外层白色中间有亮棕色或亮黑色的丝腺环 4 个，气微腥，味微咸。

鉴别要点　断面平坦，外层白色，中间有亮棕色或亮黑色的丝腺环 4 个。

验收注意　死蚕虫（非感染白僵菌而死），不易折断，断面不平坦，且无丝腺环，不能入药。足不明显的蚕虫，是裹了石灰等辅料的，为了增重。

鉴别方法：泡在热水中，水明显浑浊。

4. 桑螵蛸

来源与采制　本品为螳螂科昆虫大刀螂、小刀螂或巨斧螳螂的干燥卵鞘。以上三种分别习称团螵蛸、长螵蛸及黑螵蛸，深秋至次春收集，除去杂质，蒸至虫卵死后干燥。

主要特征　本品略呈圆柱形或半圆形，有多层膜状薄片叠成，长 2.5～4cm，宽 2～3cm，表面黄褐色，上面带状隆起不明显，底面平坦或有凹沟，质松而韧，横断面可见外层为海绵状，内层为许多放射状排列的小室，室内各有一细小椭圆形卵，深棕色有光泽，气微腥，味淡或微咸。

鉴别要点　要掰开看是否蒸透。

验收注意　要蒸透杀死里面的虫卵，易发霉应注意。

5. 鸡内金（炒）

来源与采制　本品为雉科动物家鸡的干燥砂囊内壁，杀鸡后取出鸡炖，立即剥下内壁，干燥。

主要特征　本品为不规则的卷片，厚约 2mm。表面暗黄褐色或焦黄色，具明显的条状皱纹，用放大镜观察，呈颗粒状或微细泡状。轻折既断，断面有光泽，气微腥，味微苦。

验收注意　不能带有沙子等加重物，注意与鸭内金区别，鸭内金成碟片状，较鸡内金大且厚，表面皱纹少，质硬，断面角质。气腥，味微苦。

6. 乌梢蛇

来源与采制　本品为游蛇科动物乌梢蛇的干燥体，多于夏秋二季捕捉，剖开腹部或先剥皮留头尾，除去内脏，盘成圆盘状干燥。

主要特征　本品呈圆盘状，盘直径约 16cm，表面黑褐色或绿黑色，密被菱形鳞片；被鳞行数成双，背中央 2～4 行鳞片强烈起棱，形成两条纵贯全体的黑线，头盘在中间，扁圆形，眼大而下凹陷，有光泽，上唇鳞 8 枚，第 4、5 枚嵌入框，颊鳞 1 枚，眼前下鳞 1 枚，较小，眼后鳞 2 枚。脊部高耸成屋脊状。腹部剖开边缘向内卷曲，脊肌肉厚，黄白色或淡棕色，可见排列整齐的肋骨，尾部渐细而长，尾下鳞双行，剥皮者仅留头尾之皮鳞片，中段较光滑，气腥，味淡。

鉴别要点　表面黑褐色或绿黑色，密被菱形鳞片；背鳞行数成双，背中央 2～4 行鳞片强烈起棱，形成两条纵贯全体的黑线。脊背高耸成屋脊状。

验收注意　先整蛇验收，盘径不能小于 16cm，用时再切寸段。

7. 五灵脂（炒）

来源与采制　本片为鼯鼠科动物复齿鼯鼠的干燥粪便，根据外形的不同常分为"灵脂块""灵脂米"。除去杂质，块状砸成小块。

主要特征　为长椭圆形颗粒，长 5～15mm，直径 3～6mm，表面黑棕色、红棕色或灰棕色，较平滑或微粗糙，常可见淡黄色的纤维残痕，有的略具光泽。体轻质松，断面黄绿色或黄褐色，不平坦，纤维性，气微。

鉴别要点　手揉易碎，断面纤维性，不碎者为掺假（水泥）。

验收注意　市场上有见用纤维、沙子加工制成伪品。表面黑褐色至黑色。断面可见白色沙粒状物。

8. 水蛭（烫）

来源与采制　本品为水蛭科动物蚂蟥、水蛭或柳叶蚂蟥的干燥全体。夏秋二季捕捉，开水烫死，晒干或低温干燥。

主要特征　本品呈不规则扁块状或扁圆柱形，略鼓起，表面棕黄色至黑褐色，附有少量白色滑石粉，断面松泡，灰白色至焦黄色，气微腥。

验收注意　注意要筛子净辅料。注意断面松泡。

（八）菌　类

1. 猪苓

来源与采制　本品为多孔菌科真菌猪苓的干燥聚合，春秋二季采挖除去泥沙，干燥。

主要特征　本品呈类圆形或不规则厚片，外表皮黑色或棕黑色，皱缩。切面类白色或黄白色，略呈颗粒状，气微，味淡。

鉴别要点　表面黑色，灰黑色或棕黑色，皱缩或有瘤状突起，断面类白色或黄白色，略呈颗粒状。

验收注意　在阳光下看断面如有亮晶晶的粉末，为掺入加重粉的不能入药。

2. 茯苓

来源与采制　本品为多孔菌科真菌 茯苓的干燥菌核，多于7～9月采挖，挖出后除去泥沙，堆置发汗后，摊开晾至表面干燥，再发汗，反复数次至现皱纹，内部水分大部分散失后，阴干，成为"茯苓个"，或将鲜茯苓按不同部位切制，阴干，分别称"茯苓块"和"茯苓片"。

主要特征　去皮后切制的茯苓，呈不规则厚片，厚薄不一，白色、淡红色或淡棕色。

鉴别要点　质坚实断面颗粒型，白色，味淡，嚼之黏牙。

验收注意　应去净外皮。

3. 茯苓皮

来源与采制　本品为多孔菌科真菌茯苓菌核的干燥外皮，多于7～9月采挖，加工"茯苓片"、"茯苓块"时，收集削下的外皮，阴干。

主要特征　本品呈长条形或不规则块片，大小不一，外表面棕褐色至灰褐色，有疣状突起，内面淡棕色并常带有白色或淡红色的皮下部分，质较松软，略具弹性。气微、味淡，嚼之黏牙。

鉴别要点　质较松软，略具弹性。

验收注意　注意容易发霉。不能带里面白色部分。

（九）其 他 类

1. 冰片

来源与采制　本品为樟脑、松节油等化学原料经化学合成而成的结晶状物。

主要特征　本品为无色透明或白色半透明的片状松脆结晶；气清香，味辛、凉；具挥发性，点燃发生浓烟，并有带光的火焰。

验收注意　注意薄荷脑、樟脑与冰片容易混淆，注意鉴别。

2. 海藻

来源与采制　本品为马尾藻科植物海蒿子或羊栖菜的干燥藻体。前者习称大叶海藻，后者习称小叶海藻。夏秋二季，除去杂质，洗净，晒干。

主要特征　本品多皱缩卷曲，黑褐色，有的被白霜，长30～60cm，主干呈圆柱形，具圆锥形突起，主枝自主干两侧生出，侧枝自主枝腋生出，具短小的刺状突起。初生叶披针形或倒卵形，长5～7cm，宽1cm，全缘或具粗锯齿；次生叶条形或披针形，叶腋间有着生条状叶的小枝。气囊黑褐色，球形或卵圆形，有的有柄，顶端钝圆，有的具细短尖。质脆，潮润时柔软；水浸后膨胀，肉质，黏滑。气腥，味微咸。

验收注意　注意要除净杂质。

3. 昆布

来源与采制　本品为海带科植物海带或翅藻科植物昆布的干燥叶状体，夏秋二季采捞，晒干。

主要特征　卷曲皱缩呈不规则团状，全体呈黑色，较薄。用水浸软则膨胀呈扁平的叶状，长宽约为 16 ～ 26cm，厚约 1.6mm，两侧呈羽状深裂，裂片呈长舌状，边缘有小齿或全缘。质柔滑。

鉴别要点　具海腥味。

验收注意　注意要除净杂质。如盐、沙子等。

4. 乳香（醋）

来源与采制　本品为橄榄科植物乳香树及同属植物树皮渗出的树脂，分为索马里乳香和埃塞俄比亚乳香，每种乳香又分为乳香珠和原乳香。

主要特征　本品呈长卵形滴乳状、类圆形颗粒或黏合呈大小不等的不规则块状物。大者长达 2cm（乳香珠）或 5cm（原乳香）。表面黄白色，半透明，被有黄白色粉末，久存则颜色加深。质脆，遇热软化。破碎面有玻璃样或蜡样光泽。具特异香气，味微苦。

鉴别要点　与少量水共研，能形成白色乳状液。

验收注意　以淡黄色，无砂石树皮杂质，粉末黏手，气芳香者为佳。

5. 没药（醋）

来源与采制　本品为橄榄科植物地丁树或哈地丁树的干燥树脂。分为天然没药和胶质没药。

主要特征　本品呈不规则小块状或类圆形颗粒状，表面棕褐色或黑褐色，有光泽，特异香气，略有醋香气，味苦而微辛。

鉴别要点　与少量水共研能形成黄棕色乳状液。

验收注意　注意不要带杂质。

6. 石膏

来源与采制　本品为硫酸盐类矿物硬石膏族石膏，主含含水硫酸钙，采挖后，除去杂石及泥沙。

主要特征　本品为纤维状的集合体，呈长块形、板块状或不规则块状。白色、灰白色或淡黄色，有的半透明，质软，纵断面具绢丝样光泽。气微，味淡。

鉴别要点　断面具绢丝样光泽。

验收注意　不要粉碎成粗粉，容易掺假。

7. 滑石粉

来源与采制　本品为硅酸盐类矿物滑石族滑石，主含含水硅酸镁。采挖后，除去泥沙和杂石。

主要特征　本品为白色或类白色，微细、无沙性的粉末，手摸有滑腻感。气微，味淡。

验收注意　本品在水、稀盐酸或氢氧化钠溶液中均不溶解。

8. 芒硝

来源与采制　本品为硅酸盐类矿物芒硝族芒硝，经加工精制而成的结晶体。主含含水硫酸钠。

主要特征　本品为棱柱状、长方形或不规则块状及粒状。无色透明或类白色半透明。质脆，易碎，断面呈玻璃样光泽。气微，味咸。

验收注意　在 30℃以下密闭保存，防风化，风化后变成玄明粉，主含硫酸钠。

附录　中药材生品与不同炮制品之间功效比较

1. 毒性药

名称	功效
斑蝥	毒性较大，多外用，以攻毒蚀疮为主。用于痈疽肿毒，瘰疬瘘疮，顽癣瘙痒。如治疮瘘流脓，久不敛口的生肌干脓散（《验方》）
米斑蝥	米炒后气味矫正可内服。以通经、破癥散结为主。用于经闭癥瘕，狂犬咬伤，瘰疬，肝癌，胃癌。如治瘀血阻滞，月经闭塞的斑蝥通经丸（《济阴》）。民间常用配方"斑蝥煮鸡蛋"，弃斑蝥，食鸡蛋，治疗肝癌、胃癌
盐附子	防止药物腐烂，利于储存
黑顺片	毒性降低可直接入药
白附片	毒性降低可直接入药
淡附片	长于回阳救逆，散寒止痛。用于亡阳虚脱，肢冷脉微，阴寒水肿，阳虚外感，寒湿痹痛。如治亡阳厥逆的四逆汤（《中国药典》）
炮附片	以温肾暖脾为主，用于心冷腹痛，虚寒吐泻，冷痢腹痛，冷积便秘或久痢赤白等。如治虚寒泄泻的附子理中丸（《局方》）
马钱子	生马钱子毒性剧烈，且质地坚硬仅供外用。常用于喉痹作痛，面瘫，局部肿痛或痈疽初起，如"伤湿止痛膏"
制马钱子	制马钱子毒性降低，质地酥脆，易于粉碎，可供内服。多用于风湿痹痛，跌打损伤，骨折瘀痛，痈疽疮毒，瘰疬，痰核，麻木瘫痪。如治风湿疼痛的疏风定痛丸（《御药院方》）
马钱粉	同制马钱子
川乌	有大毒，多外用，以温经止痛为主。用于风冷牙痛，头风头痛腰脚冷痛，疥癣，痈肿，麻醉止痛等。如用醋渍后洗患处治痈肿（《外台》）
制川乌	制后毒性降低，可供内服。用于风寒湿痹，肢体疼痛，麻木不仁，心腹冷痛，疝痛，跌打肿痛。如治寒疝的乌头煎（《金匮》）
半夏	生半夏有毒，戟人咽喉，使人呕吐，咽喉肿痛，失音，一般不作内服，多作外用，用于疮痈肿毒，湿痰咳嗽。如治一切阴疽流注的桂麝散（《药奁启密》）
清半夏	清半夏长于化痰，以燥湿化痰为主，用于湿痰咳嗽，痰热内结，风痰吐逆，痰涎凝聚，咯吐不出。如治寒痰咳嗽的二陈汤（《局方》）
姜半夏	善于止呕，以温中化痰，降逆止呕为主，用于痰饮呕吐，胃脘痞满，喉痹，瘰疬等。如治痰饮呕吐的小半夏汤（《金匮》）
法半夏	同时具有调和脾胃的作用，用于寒痰，湿痰，痰饮晕眩，胃有痰浊不得卧等。亦多用于中药成方制剂中。如香砂养胃丸（《中药成药制剂手册》）
天南星	有毒，多外用，以消肿散结力胜，用于痈疽、瘰疬等。内服以祛风止痉为主。多用于破伤风等。如玉真散（《正宗》）
制天南星	毒性降低，燥湿化痰作用增强，用于顽痰咳嗽，胸膈胀闷，痰阻晕眩等。如治湿痰咳嗽的姜桂丸（《家珍丸》）
胆南星	毒性降低，药性由温转凉。以清化热痰、息风定惊力强，多用于热痰咳喘，急惊风，癫痫等症。如治热痰咳嗽的清气化痰丸（《医方考》）

续表

名称	功效
甘遂	生品药力峻猛,临床多入丸散,可用于痈疽疮毒,胸腹积水,二便不通。如治胸腹积水的十枣汤(《伤寒论》)
醋甘遂	醋甘遂作用缓和。用于腹水胀满,痰饮积聚,气逆喘咳,风痰癫痫,二便不利。如治疗腹水胀满,小便短少,大便秘结的舟车丸(《景岳》)

2. 贵重细料药

名称	功效
人参	生晒参偏于补气生津,复脉固脱,补脾益肺,以清补为佳。多用于体虚欲脱,脾虚食少,消渴等证。如治气阴两伤的生脉饮(《内外伤辨惑论》)
红参	具有大补元气,复脉固脱,益气摄血的功能,以温补见长。多用于体虚欲脱,肢冷脉微,气不摄血,崩漏下血者。如治气虚欲脱,汗出肢冷的参附汤(《妇人》)
何首乌	生首乌苦泄,解毒消肿,润肠通便,截疟。用于瘰疬疮痈,风疹瘙痒,肠燥便秘,久疟不止,高血脂症。如治颈项瘰疬,咽喉不利的何首乌丸(《盛惠方》)
制首乌	经黑豆汁拌蒸后,味转甘厚,性转温,增强了补肝肾,益精血,乌须发,强筋骨的作用。多用于血虚萎黄,晕眩耳鸣,须发早白,腰膝酸软,肢体麻木,崩漏带下,久疟体虚,高血脂症。如益肾固精乌发的七宝美髯丹(《医方集解》)
阿胶	补血,滋阴,润燥,止血。用于血虚萎黄,晕眩心悸,心烦失眠,虚风内动,温燥伤肺,干咳无痰。如治疗阴虚火旺,心烦失眠的黄连阿胶汤(《伤寒》)
蛤粉阿胶珠	炒制后降低了滋腻之性,质变酥脆,利于粉碎,同时也矫正了不良气味。蛤粉炒阿胶善于益肺润燥。用于阴虚咳嗽,久咳少痰或痰中带血。如治肺虚火盛,咳喘咽干痰少,或痰中带血的补肺阿胶汤(《药证》)
蒲黄阿胶珠	蒲黄炒阿胶以止血安络力强,多用于阴虚咳血,崩漏,便血。如治脾阳不足所致的大便下血,或吐血,血色黯淡,四肢不温的黄土汤(《金匮》)

3. 晋药

名称	功效
黄芩	生黄芩清热泻火解毒力强,用于热病,湿温,黄疸,泻痢,乳痈发背。如治三焦热盛,壮热烦躁的黄连解毒汤(《外台》)
酒黄芩	酒制入血分,并可借黄酒升腾之力,用于上焦肺热及四肢肌表之湿热。同时因酒性大热,可缓和黄芩的苦寒之性,以免伤害脾阳,导致腹泻。如治肺热咳嗽的黄芩泻肺汤(《张氏医通》)
黄芩炭	黄芩炭以清热止血为主,用于崩漏下血,吐血衄血。如治血热妄行之吐血衄血,崩中漏下及血痢的荷叶丸(《经验方》)
黄芪	补气固表,利尿托毒,排脓,敛疮生肌。生品长于益卫固表,托毒生肌,利尿退肿。多用于表卫不固的自汗或体虚易于感冒,气虚水肿,痈疽不溃或溃久不敛。如治卫气不固的玉屏风散(《丹溪》)
蜜炙黄芪	蜜炙黄芪甘温而偏润,长于益气补中。多用于脾肺气虚,食少便溏,气短乏力或兼中气下陷之久泻脱肛子宫下垂以及气虚不能摄血的便血、崩漏等出血症,也可用于气虚便秘。如治中气下陷的补中益气汤(《成方切用》)
酸枣仁	养心安神,滋补肝肾,用于心阴不足或肝肾亏虚及肝胆湿热所致的失眠,惊悸,晕眩,耳鸣,目暗不明等。如酸枣仁汤(《金匮》)

续表

名称	功效
炒枣仁	炒后种皮开裂,易于粉碎和煎出,较生品长于养心安神。用于气血不足的惊悸健忘,盗汗,自汗,胆虚不眠等。如治阴亏血少,虚烦少寐的天王补心丹(《中国药典》)
山药	补脾益胃,生津益肺,补肾涩精。用于肾虚遗精,尿频,肺虚咳喘,阴虚消渴。如治肺虚咳喘的薯蓣丸(《金匮》)
土炒山药	以补脾止泻为主,用于脾虚久泻或大便泄泻。如治脾虚久泻,身体羸瘦的扶中汤(《参西录》)
麸炒山药	以补脾健胃为主。用于脾虚食少,泄泻便溏,白带过多。如治脾虚厌食或脾虚泄泻的参苓白术散(《局方》)
党参	补中益气,健脾益肺,擅长益气生津。常用于气津两伤或气血两亏。如治气阴两亏的上党参膏(《得配》)
米炒党参	炒后气变清香,增强和胃健脾止泻作用。多用于脾胃虚弱,食少,便溏。如治脾虚泄泻的理中汤(《伤寒》)
蜜制党参	增强了补中益气,润燥养阴的作用。用于气血两虚之证。如参芪白术汤(《不知医必要》)
山楂	消食健胃,行气散瘀,长于活血化瘀。常用于血瘀经闭,产后瘀阻,心腹刺痛以及心血脂症,高血压病,冠心病。如治疗妇女气滞血瘀的通瘀煎(《景岳》)
炒山楂	酸味减弱,善于消食化积。用于脾虚食滞,食欲不振,神倦乏力
焦山楂	酸味减弱,增加了苦味,长于消食止泻。用于食积兼脾虚和痢疾,如治疗饮食积滞的保和丸(《中国药典》)
山楂炭	山楂炭其性收涩,具有止血,止泻的功效。可用于胃肠出血或脾虚腹泻兼食滞者。如用酸枣并山楂肉核烧灰,米饮调下,治肠风下血(《百一选方》)
柴胡	生品升散作用较强,多用于解表退热。如治寒热往来的小柴胡汤(《伤寒》)
醋柴胡	升散之性缓和,舒肝止痛作用增强。多用于肝郁气滞的胁肋胀痛,腹痛及月经不调。如治疗肝气郁结的柴胡疏肝散(《景岳》)
鳖血柴胡	制后可填阴滋血,抑制其浮阳之性,增强清肝退热的功效。可用于热入血室,骨蒸劳热
甘草	补脾益气,清热解毒,祛痰止咳,缓急止痛,调和诸药。生品味甘偏凉,长于泻火解毒,化痰止咳。多用于痰热咳嗽,咽喉肿痛,痈疽疮毒,食物中毒及药物中毒。如治咽喉肿痛的桔梗汤(《伤寒》)
蜜炙甘草	性甘温,以补脾和胃,益气复脉力胜。常用于脾胃虚弱,心气不足,脘腹疼痛,经脉挛急,脉结代。如治脾胃虚弱,神疲食少的四君子丸(《中国药典》)
鲜地黄	清热生津,凉血止血。用于热邪伤阴,舌绛烦渴,发斑发疹,骨蒸劳热,吐衄。如治热入心包,血虚生烦的五汁一支煎(《重订通俗伤寒论》)
生地黄	清热凉血,养阴生津。用于热病烦躁,发斑消渴,骨蒸劳热,吐血衄血,尿血,崩漏。如治血热出血的四生丸及阴虚发热的地黄煎(《妇人》)
熟地黄	蒸制后药性由寒转温,味由苦转甜,功能由清转补。熟地质厚味浓,滋腻碍脾。酒制后性转温,主补阴血,且可借酒力行散,起到行药势,通血脉的作用。归肝肾经,滋阴补血,填精益髓。用于肝肾阴虚,目昏耳鸣,腰膝酸软,消渴,遗精,崩漏,须发早白。如治肾虚梦遗,腰膝痿弱的六味地黄丸(《药证》)
生地炭	凉血止血。用于吐衄,尿血,崩漏。如治阴虚火旺之吐衄,痰中带血的八宝治红丹(《处方集》)
熟地炭	补血止血为主。用于崩漏或虚损性出血
知母	生品苦寒滑利,清热泻火,生津润燥。泻肺胃之火尤宜生用。多用于外感热病,高热烦渴,肺热燥咳,内热消渴,肠燥便秘。如治温热邪传气分,壮热烦渴,汗出恶热,脉洪大的白虎汤(《伤寒》)
盐知母	盐制后引药下行,专于入肾,增强滋阴降火的作用,善清虚热。常用于肝肾阴亏,虚火上炎,骨蒸潮热,盗汗遗精。如治梦泄滑精的斩梦丹(《普济方》)
山茱萸	补益肝肾,涩精固脱。生品敛阴止汗力强,多用于自汗,盗汗,遗精,遗尿。如治肾虚多尿失禁的山茱萸散(《圣惠方》)

名称	功效
蒸茱萸	蒸后补肾涩精，固精缩尿力胜
酒茱萸	酒制后借酒力温通，助药势，降低酸性，滋补作用强于清蒸品。多用于晕眩耳鸣，阳痿遗精，尿频，遗尿，月经过多或崩漏，腰部酸痛，胁肋疼痛，目暗不明。如治肾虚遗精的六味地黄丸（《药证》）
远志	安神益智，祛痰，消肿 生品"戟人咽喉"，多外用涂敷，用于痈疽肿毒，乳房肿痛。如治口疮的远志散（《朱氏集验方》）
制远志	制后燥性缓和，麻味消除，不刺喉，以安神益智为主。用于心神不安，惊悸，失眠，健忘。如治失眠健忘的远志丸（《局方》）
蜜远志	制后增强化痰止咳的作用，多用于咳嗽，痰多，难咯出者